腰痛はアタマで治す

伊藤和磨
Itoh Kazuma

a pilot of wisdom

目次

第3章 「トリガーポイント」と腰痛

第6章　腰痛防止——体に優しい作業環境づくり

書見台を使う／肘掛を利用する／タオルで骨盤の傾きを補正する／デスクワーカーのためのストレッチ、50分に1回必ず／ドライバーはフットレストを活用／ドライバーのための腰痛回避5原則／鞄を持ち換える

第7章 腰を守る日常動作

日常の動作にも理想的なフォームがある／7つの基本動作「プライマルムーブメント」／最も腰に負担がかかる「屈む」動作／正しい屈み方の4か条／周囲の物に手を置いて屈む癖をつける／正しい屈み方を利用した、物の持ち上げ方／デッドリフトのやり方／スクワットリフトのやり方／絶対にやってはいけない持ち上げ動作／腰痛予防の日常動作／理想的な睡眠姿勢／付記・ギックリ腰になったら

イラストレーション／中村知史
図版制作協力／ＭＯＴＨＥＲ

はじめに

慢性的に腰痛に悩まされている人は、必ずといって良いほど腰痛になるような暮らし方をしています。腰に過大な負荷を強いる前傾姿勢か、背中を丸めた姿勢で日々を過ごしているのに、本人はそのことに全く気づいていません。

私の家は、筋金入りの〝腰痛家系〟でした。

父は仕事が忙しくなるたびに、決まって持病の腰痛に見舞われ、最短でも1週間は家の中を這《は》い回る羽目に。兄も中学2年の時に重たい物を持ち上げようとして腰を傷めて以来、日常生活に支障が出るほどの腰痛に悩まされていました。

腰痛は、見た目に出血や腫脹《しゅちょう》（腫《は》れ）があるわけでも、命にかかわる疾病でもないため、他人にその辛《つら》さが伝わりにくいものです。初めのうちこそ周囲の理解と同情を得ることができますが、症状が長期化したり、頻繁に再発したりするようになると、「腰痛程度で大げさな」というような目で見られ、段々と周囲から孤立していくことになるのです。

私も自身で腰痛を経験するまでは、父と兄の苦しんでいる姿を目にして、そのつらさは理解していたつもりでも、「何でそんなに痛いの？」と怪訝《けげん》に思っている面がありました。


そんな私も重度の腰痛症で、プロサッカー選手を引退することになりました。

19歳の時、ゴールキーパーの練習中に無理な体勢でボールに反応した瞬間、腰から足にかけて衝撃が走り、その場に倒れ込んだまま全く動けなくなったのです。いわゆるギックリ腰でした。ちょっとした動作でも腰に激痛が走るため、スパイクを脱ぐことはおろか、まともに息を吸うこともできません。シャワーを浴び、帰り支度を終えるまでに2時間以上かかりました。

普通の練習に復帰するまでに約1か月を要しましたが、その後も1年間で6回もギックリ腰を患ったのです。

ギックリ腰になるのは、激しく動いた時や重たい物を持ち上げた時だけではありません。テーブルの上のコップを取ろうとしたり、床に置いたバッグを取ろうと屈んだりという、何でもない日常の動作中にも起きるのです。

少しでも腰の筋肉の緊張を和らげようと、医師やトレーナーから勧められたメニューをこなし、苦手なサウナと長時間の入浴にも励みました。しかし、サウナで十分に体を温め、テーブル上のドライヤーに手を伸ばした瞬間に、またギックリ腰をやってしまい、それまでの努力をふいにしてしまうのです。ゴールキーパーは走り回って体力を消耗しない代わりに、普段の練習では「365日半殺し」と言われるほど激しいメニューを課せられます。その練習には耐えられるのに、なぜ日常の動作でギックリ腰を再発させてしまうのか。当時の私には全く理解ができませんでした。

どこかにこの痛みから解放してくれる医師や治療家はいないかと10か所以上の医療機関に行きましたが、「腰痛症の権威」とは、優秀な外科医を指しているのであって、メスや薬物によらずに治せる「権威」のことではありませんでした。大抵の医師は、患部に触れることも動かすこともせず、画像検査の所見だけで診断し、痛みに対しては、頻繁に痛み止めのブロック注射を打ち、消炎鎮痛剤と筋弛緩《しかん》剤で抑え込もうとしました。

「なぜ腰痛になるのか？」「どうすれば再発を防げるのか？」と質問をしても、「椎間板《ついかんばん》が変形しているから」「関節が変形しているから」と、原因を全て構造的な変形のせいにするばかりで、そもそも腰痛症になるきっかけを具体的に説明してくれる医師には出会えませんでした。結局、いつまでたっても腰部の強張《こわば》りと右足が抜け落ちるような感覚は消えず、それを乗り越えて現役を続行するだけの情熱を失い、22歳で引退しました。

引退してまもなくは、社会人として一から勉強しようと、サッカー関係の仕事に就くことを避け、現金輸送から始めてパチンコ店の店員、清掃員、ホテルの配膳《はいぜん》係、土木作業員、弁当のデリバリー、クラブの用心棒などなど、2年間で10種類以上の仕事に就きましたが、腰痛はつきまといました。仕事に慣れてきた頃には、決まって腰痛が再発して、1つの職場に長く勤めることができませんでした。

そんな悶々《もんもん》とした日々を過ごした後に、運命的な出会いが訪れました。青山のスポーツクラブでインストラクターとして働くことになり、そこでアメリカ人のパーソナルトレーナー、ジェフ・ライベングッド氏と知り合ったのです。

ジェフは、世界的に有名なポール・チェック氏が創設した研究所において、キネシオロジスト（矯正運動療法士）の資格を取得していました。腰痛症の最新ガイドラインをベースにしたチェック氏の「矯正運動プログラム」は、高い評価を受けています。日頃からジェフは、「腰痛症の90％以上は、筋肉や筋膜、靭帯《じんたい》などの関節周辺の軟部組織（身体の骨以外の組織）の機能低下が原因であって、関節や椎間板などの構造的な変形がもとになっているケースは10％に満たない。つまり、手術や薬物療法では解決できないケースがほとんどだ」と口にしていました。

また、腰痛は1回の大きな負担によって起こるのではなく、長年の不良姿勢と不適切な屈み動作の繰り返しにより、腰部の組織に微細なダメージが蓄積した結果だと説明してくれました。つまり、多くの場合、腰痛を自覚した瞬間の動作は「きっかけ」にすぎず、それよりもずっと前から腰痛の黄色信号が点滅していたのに、それに気づかなかっただけだと言うのです。

ジェフは腰に過度な負担がかかっている要因を、患者のライフスタイルから特定するために、仕事の内容や作業姿勢、動作フォーム、運動歴、既傷歴や既往症の聞き取りに十分な時間をかけます。そして、姿勢分析を行って「体の設計図」を描き出し、それによって得た骨格の歪《ゆが》み具合のデータとヒアリングで得た情報をリンクさせて、腰痛を患った本質的な原因を患者に詳しく説明します。このヒアリングと身体のチェックに2時間以上の時間がかけられていました。

このように日常生活と関連づけて「腰痛症の入口＝原因」を説明することによって、何が腰部に持続的な負担を強いていたのかを患者に気づかせ、「腰に負担をかけるような姿勢や動作を避けていれば、次第に症状が緩和して『腰痛症の出口』が見えてくるはずだ」という自信をつけさせるのです。

実際にジェフのアドバイスに従って、普段の姿勢や屈む動作、腹圧のコントロール（インナーコルセット）などをマスターして以降、全くと言っていいほど腰が痛くなることはありませんし、痛みが出そうな時もすぐに自分で対処できるようになりました。そして、ジェフの傍《かたわら》で矯正運動プログラムを1年間学んで、腰痛症に対する我が国の医療機関やフィットネス業界のアプローチは、欧米諸国と比べて大きく遅れていることも知りました。「もし現役時代にジェフに巡り合っていたら……」と心底悔んだと同時に、欧米の研究機関で効果が立証されている、腰痛のガイドラインと改善プログラムを普及させれば、再発を繰り返している多くの腰痛症患者を助けられると確信したのです。

ジェフのもとから独立した後の2年間は、朝7時から深夜1時まで折りたたみのベッドを担いで関東全域を駆けずり回ってセッションをしながら、骨、関節、骨格筋など運動器の疾患を機能面や物理的な観点から分析している医学書を片っ端から読んで頭に叩《たた》き込みました。そして多くの方々に支えられて、2002年に、東京・代官山で腰痛症に特化したクリニックを開業することになったのです。

以来今日まで、慢性の腰痛症患者をメインに、延べ1万3000回を超えるセッションを実施してきましたが、腰痛を根絶するには、除痛だけを目的とした小手先の治療に頼るよりも、患者自身に腰痛をマネージメントし、コントロールする知識とスキルを体得してもらう方が、ずっと効果が持続し有効であると思うようになりました。

本書のタイトルである「腰痛はアタマで治す」の「頭」は、腰痛をマネージメントする知識と、頭の位置をコントロールすることが腰痛を根治する鍵になることを意味しています。読んでくださった方が、腰痛を自分の力でマネージメントできるようになれば、これ以上の喜びはありません。

第1章　なぜ病院で腰痛が治らないのか

「腰痛」の現状と背景

腰痛症は、生涯で3人に1人が経験すると言われている身近な症状です。高血圧、脂質異常症（高脂血症）、糖尿病などを「生活習慣病」と呼ぶのであれば、腰痛は「運動器の生活習慣病」と言っても良いでしょう。高血圧などと同様、患者のライフスタイルと腰痛には深い関連があります。発症と再発を防ぐには、医療従事者からの一方的なアプローチでは不十分で、患者自身も自分の姿勢や動作習慣を改善しようという、強い意志がなければ腰痛の治癒は望めません。

厚生統計協会が発行している『国民衛生の動向（２００９年版）』によれば、身体に何らかの不調な自覚症状があるとする人の中で腰痛があるという人の割合は第1位。年代別では、55〜64歳以上のほとんどの年代でトップです。男女別に見ると、男性では腰痛が第1位、女性では肩こりについで第2位となっています。また、腰痛症のために何らかの治療機関に通院している人の割合も、高血圧についで2番目に多いとされています。当然、医療保険の負担は非常に大きく、平成16年度の一般診療医療費中、整形外科的な疾患（筋骨格系及び結合組織の疾患）に費やされた費用は1兆6669億円に上りました。

慢性的な腰痛症患者が減らないのはなぜか

現在の日本は、掃除機や洗濯機をはじめ、質の高い家庭電化製品が一般家庭に普及しており、そのうえ交通機関も発達しているおかげで、多くの人々は身体を酷使するような動作をする必要がありません。日々の身体への負担が極端に減っているにもかかわらず、腰痛症患者が減らないのはなぜなのでしょう？

また、医学や科学の発展により、ひと昔前では救えなかった重い病気の患者を救える確率が高まっていますが、頸《くび》のこりや腰痛などの「原始的」な症状に苦しむ患者が一向に減っていないのは妙な話です。

この章では、慢性的な腰痛や頸のこりが減らない理由と、病院に行っても腰痛が根本的には改善されない理由について、世界的に著名な腰痛の権威たちによってスタンダードとされている考え方と私の考えを併せて述べていきます。

理由その1　腰痛症のためのガイドラインが普及していない

この20年余りの間に、パソコンは人々にとって欠かせない道具になり、多くのデスクワーカーはトイレと食事の時間以外は、パソコンの前で仕事をしています。また、携帯電話や携帯用ゲーム機が爆発的に普及し、毎日何時間も小さな液晶画面に顔を近づけている人もたくさんいます。

このような人は、腰を反らすことがないまま、ずっと猫背のままで過ごしているのです。

これまで私が診てきた患者の中で、脳が「楽だ」と認識する姿勢＝ダラシナイ姿勢が、脊椎《せきつい》を支える靭帯《じんたい》や椎間板、筋膜や筋肉を少しずつ蝕《むしば》み、慢性の腰痛や肩こりを生じさせていることを知っている人はいませんでした。

脊椎を支える靭帯や筋肉が、ダラシナイ姿勢をとり続けることによって伸び切ってしまうと、腰椎の関節を安定させる能力が低下して、ちょっとした負荷でも脊椎にある椎間関節が過剰に動くようになるのです（第2章で詳述）。

ところが慢性の腰痛症患者に、姿勢や動作フォームと関連づけて腰痛の原因を説明すると、「そんなことは初めて聞きました」「病院では椎間板が潰《つぶ》れているからとしか説明されませんでした。もっと前にこの話を聞いていたら自分で何とかできたかもしれないのに」と後悔を口にします。私自身、あちこちの整形外科に足を運んでいた頃のことを思い出すと、こうした方々の思いはよく理解できますし、私もジェフから説明を受けた時に、「もう3年早くこのことを聞いていれば、現役を続けられたかもしれない」と悔やみました。

腰痛症は一度のダメージで発症するのではなく、長年の不良姿勢によって腰部の組織に微細なダメージが蓄積し、何らかのきっかけで発症するのです。腰痛治療の研究も大事ですが、それ以上に腰に過剰な負担をかけずに暮らすための予防教育がもっと大事でしょう。小・中学校で正しい姿勢や動作フォームを体得するための知識とスキルを指導すれば、誰でもほぼ完璧《かんぺき》にマスターすることができ、大人になってから、慢性の腰痛症や頸のこりに悩まされる人は大幅に減るはずです。

正しい姿勢は人が健康に生きていくうえで不可欠なものであり、また全てのスポーツのパフォーマンス向上と障害予防においても、基本中の基本です。にもかかわらず、正しい姿勢や動作のガイドラインを記載している教科書はありません。

私は幼少時からの姿勢教育の重要性を伝えるために、これまでに30校以上の小・中学校で、生徒、教員、保護者を対象にした「姿勢セラピー」を開催してきましたが、どの学校の校長先生や体育の先生も、「年々、子供たちの姿勢が悪くなってきています」と悩んでいました。しかし、何が良い姿勢なのか、教わったことがないので正せないわけです。

海外では、オーストラリアのヴィクトリア州のように、腰痛症に関する独自のキャンペーンを展開している地域があります。ヴィクトリア州では、腰痛症による労働者への労災補償が１９９６会計年度には4億オーストラリアドル近くまで達していました。そこで、イギリスで出版された『The Back Book』という患者向けの本に基づいて腰痛症に関する重要ポイントをまとめ、テレビコマーシャル、街頭広告、セミナーなどを使って、一般の人々に腰痛症に対する知識を広めることにしたのです。また、同書を16か国語に訳すことでより多くの人が利用できるようにし、州内の医師に対しても新しい腰痛症のガイドラインを提供しました。

多くの海外の腰痛症のためのガイドラインでは、姿勢の重要性はもちろんのこと、長時間座り続けた後と起床の直後は、絶対に上体を急激に屈めないように注意を促したりしていますが、日本の医療機関で配布されている腰痛症のテキストには、この程度のことすら紹介されていません。世界で認められている腰痛症のためのガイドラインをもとにして、1日でも早く日本人の骨格と生活様式に適したガイドラインを作成し、国レベルで普及に取り組む必要があると思います。

理由その2　腰痛診療の停滞

腰痛症が蔓延《まんえん》し続けているもう1つの理由として、日本では、腰痛症に対する考え方や治療へのアプローチが、二、三十年前から停滞していることも挙げられます。

近年、世界的な腰痛症の権威たちは、これまでの腰痛症診療が疼痛《とうつう》の軽減にとらわれすぎていたこと、そして身体全体ではなく局所（腰部）しか診ようとしなかった点に問題があったことを認め、腰痛症を全身の機能的な側面からとらえるべきだと提言しています。

イギリスの整形外科医であるゴードン・ワッデル氏は論文の中で、「腰痛の従来型の治療は失敗に終わった。現在の蔓延する医学の役割を厳しく問い直さなければならない」と述べています（『脊椎のリハビリテーション』）。また、アメリカのセントオーガスティン大学の初代学長であり、理学療法士（PT）でもあるスタンリー・V・パリス博士は、「機能不全（異常）の原因を治療することが、病気・疼痛を治療するより重要なことです」と述べています（『パリス・アプローチ』）。つまり、痛みを抑え込むことが治療のゴールではなく、機能低下（不全）をきたしている部位を回復させ、患部に負担をかけないように患者を指導することが重要なのです。

しかし実際には、多くの医師が、問題だと思われる個所を外科的に処置するか、薬物によって症状を抑え込もうとしてきました。患者の職業的な特性などを詳細に調べることもなく、腰部の画像検査結果だけで診断を下してきました。姿勢分析をすれば、「どこにどれぐらいの負担がかかっているか」、そして「なぜそのようなことになったのか」という、核心をつく大切な情報を得ることができるのに、それを実施してきませんでした。

このような「腰椎を診て人を診ず」というような診療スタイルでは、一時的な治療効果は上げられても、根本的な解決にならないのです。

理由その3　構造的診断（画像所見）の限界

器質・構造的な問題にフォーカスを絞った診断を構造的診断と言います。その基本は、「痛みの原因は関節や椎間板などの器質・構造的な変形や破綻《はたん》にある」という考え方です。今日まで多くの医師や治療者たちは、この構造的診断に基づいて腰痛症の治療を行ってきました。現在も、腰痛の原因は椎間板ヘルニアだとする医師が多くいますが、こうした風潮を「ヘルニア神話」と揶揄《やゆ》する専門家もいます。診療ではレントゲンやMRIなどの画像検査が多用され、診断の根拠は画像所見に依存してきた傾向があります。そして、診断の裏づけを強化するための触診など手を用いた検査を実施しないまま、構造的な問題にだけ注意を払い、椎間板に変性やヘルニア（第2章62ページ参照）があれば、「これが痛み（痺《しび》れ）の原因です」といった具合に、断定的な口調で診断名を告げてきました。

しかし、近年、多くの研究機関の調査によって、構造的な問題と腰痛症の相関性は低いことが明らかになり、構造的診断に偏りすぎた診療スタイルを見直す動きが、急速に高まっています。

画像検査で問題が見つかっても全く自覚症状がないケースもあれば、関節や椎間板に変形はないのに、日常生活に支障が出るほどのひどい痛みなどを訴える人もいるのです。

また、定期的に画像検査を受けている人は滅多にいないので、構造的な破綻が生じた時期と症状が発生した時期を特定することは困難だと言えます。だから、仮に画像所見で椎間板や関節の変形が認められたとしても、それが症状の原因だと言い切ることはできないのです。

アメリカ・ワシントン大学名誉教授スタンレー・ビゴス氏らの研究によれば、何の症状もないのにCTやMRIを使った検査で椎間板ヘルニアと診断される人の割合は、30歳では30%、60歳では60%。また、同じく症状がないのにレントゲン検査で椎間板の変形を指摘される人の割合も、35歳では40%、70歳ではなんと100%に達しています（『脊椎のリハビリテーション』）。

また、イギリスのノッティンガム大学教授デニス・ケンドリック氏は、「X線撮影は、患者自身が良くないと信じる気持ちを助長あるいは強化し、より大きな痛みの訴えと、より大きな活動制限につながる」と、画像検査に依存するリスクについて述べています（『脊椎のリハビリテーション』）。

とは言え、医師から「椎間板ヘルニア」や「腰椎すべり症」など、構造的な変形が症状の原因だと告げられた患者は、少しでも痛みや違和感があると、「やっぱりヘルニアだから」「今、関節がすべったんじゃないかしら」と、症状と画像所見の結果を結びつけて考えてしまいがちです。

こういう患者に「画像に現れていた変形が原因という根拠はないんですよ。これまでの姿勢の癖や動作フォームを改善して、低下している機能を回復させれば改善しますよ」と繰り返し説明しても、医師に見せられた写真と告げられた診断名による心理的な影響が強く、なかなか考えを変えるまでには至りません。

慢性の患者だけでなく一般の人たちにも、腰痛症が自己治癒の難しい病気のように認識されてしまった背景には、画像に写らない機能障害があるという可能性について説明されてこなかったことがあると私は考えています。

理由その4　保険に依存した診療

日本の保険医療制度は、所得に関係なく誰でも平等に良質の医療を受けられる素晴らしい制度だと思いますが、一方で、サービスの向上を妨げ、事務的で柔軟性の乏しい診療が横行する原因ともなってしまったのではないでしょうか。

画像検査を多用し、それだけをもとにして診断するスタイルが確立された背景には、保険診療の点数制度が大きく影響していると思われるのです。

現行の保険診療の点数制度では、一日にたくさんの患者を捌《さば》かないと利益が上がらないので、ほとんどの医療機関では一人当たりの診察時間を極端に短くせざるを得ません。多くの場合、触診など手を用いる検査を省略し、「問診→画像検査→画像所見をもとに診断→薬の処方」というパターンに陥っています。こうした方がシンプルで、医師の技量の差も出にくく、短時間で済むからだと、私は思っています。

本来、初回の診察は、症状の本質的な原因を特定するために欠かせない、重要な情報を得られる時間です。医師は、患者の訴えと問診中の姿勢に注意を払いながら、推理小説の探偵のように、上手に質問し、日常生活での問題点を探り当てるテクニックが必要とされます。

「もしかして、いつもパソコンに向かって正面ではなく、上体が左に向いたまま仕事をしていませんか?」「ああ、確かにそうです」「それはデスクの右側に書類などを置いているから?」「そうです! 右に書類とマグカップを置きますね」「なるほど、それがあなたの体幹(身体の軸となる胴体部分)を左に捻《ね》じらせている原因です。明日から書類などの置き場所を反対側にしてください」という具合にアドバイスするだけで、直接的な治療を施さなくても、症状が劇的に緩和されることが多々あるのです。

答えを導き出すまでのコミュニケーションに多少の時間がかかるのと、医師の経験と力量が大きく影響するため、誰にでもできるわけではないかもしれません。ですが、初回に体重計を2つ置いて荷重バランスをチェックしたり、その場で姿勢を検査することぐらいなら、2分もあればできるはずです。

手術は最後の最後の手段

先にも紹介したスタンレー・ビゴス氏とカナダ・アルバータ大学教授ミシェル・バティエ氏は、その論文の中で「手術が役に立つのは、腰背部の問題をもつ患者のせいぜい2%と考えられ、手術の不適切な実施は、大きな影響を及ぼして慢性の背部痛障害の可能性を堆すことがある」と述べています(『脊椎のリハビリテーション』)。手術をしても回復しない場合は、医師から心因性と診断されてしまい、孤立を深めている患者もたくさんいます。私も、整形外科で手術を受けてその直後に腰痛が再発した患者をこれまでに何人も診てきました。次に紹介するのは、そのほんの一例です。

オペレーション1

62歳の男性。60歳の時に腰から右足首周辺にかけて痺れが生じ、歩行に支障をきたすようになりました。ある病院でMRIの検査を受けたところ、脊柱管が狭くなって中を通る脊髄などを圧迫する「脊柱管狭窄症《せきちゆうかんきようさく》」と診断され、61歳の時に、変形して脊柱管を狭めていた黄色靭帯《おうしよくじんたい》の除去手術を受けました。しかし術後2か月で、症状が再発したそうです。

私のクリニックに来院した彼の姿勢は、視診だけでも体幹が大きく右に傾き、骨盤は左側にずれて、脊柱が斜めに傾いているのが分かりました。2つの体重計に片足ずつのせて立ってもらって、左右の荷重を計測したところ、右足に13kgも多く体重がかかっていました。彼の下肢《かし》の外側面の筋肉・筋膜系と靭帯は、積年の持続的なストレスによっ

図1　人体の脊柱と骨盤

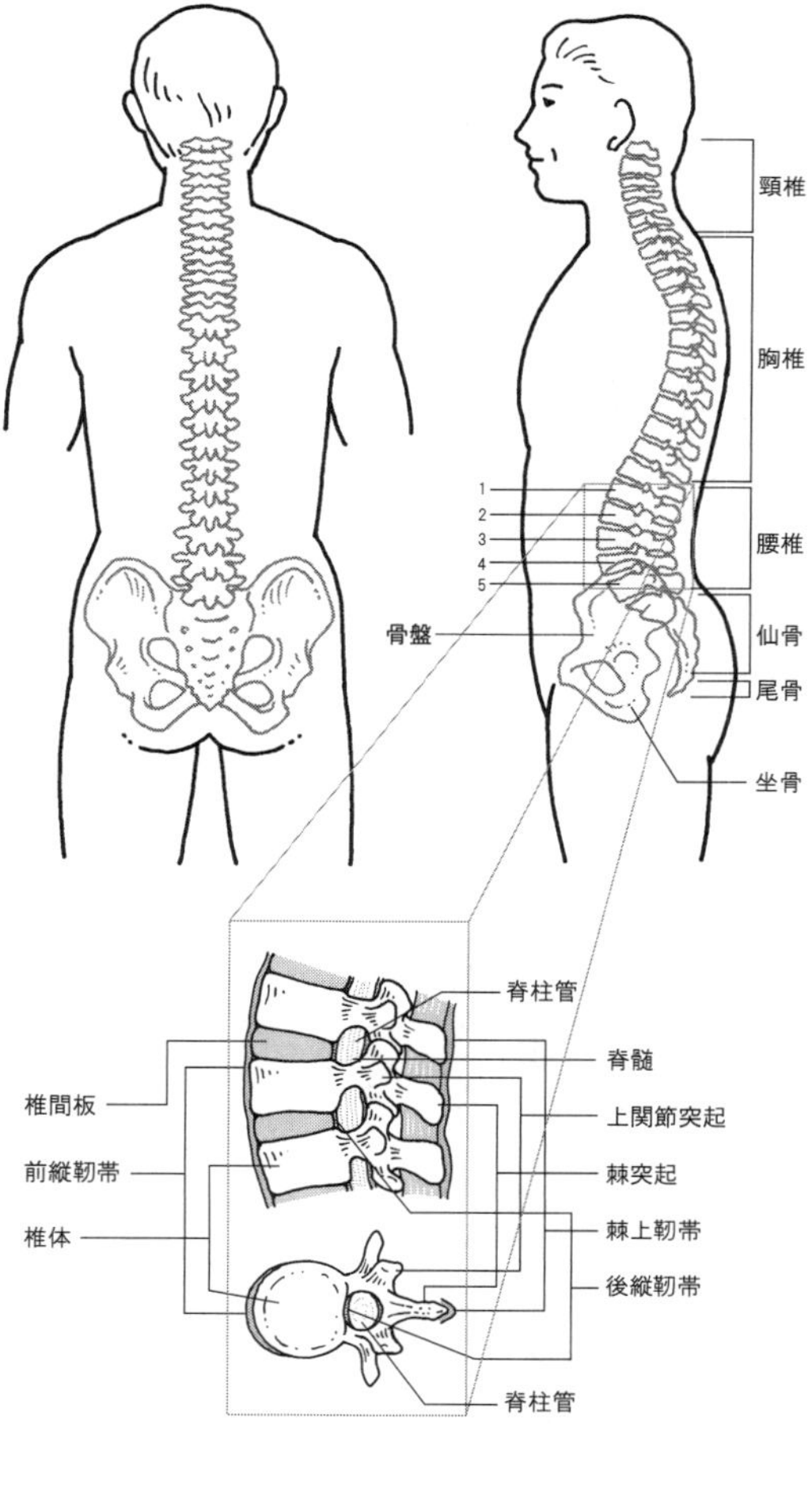

頸椎
胸椎
1
2
3
4
5
腰椎
骨盤
仙骨
尾骨
坐骨
脊柱管
脊髄
椎間板
上関節突起
前縦靭帯
棘突起
椎体
棘上靭帯
後縦靭帯
脊柱管

てカチカチに強張《こわば》ったままで、ほとんど感覚がありません。昔、左足首の捻挫《ねんざ》を繰り返して、足を引きずって歩いていた癖が残っており、そのために常に上体が右側に傾き、骨盤が左にずれていたのです。また、右膝《ひざ》が曲がっていて骨盤が大きく右側に下がっていました。この姿勢によって、脊柱に沿っている縦長の脊柱起立筋の右側が短縮（筋肉などが縮こまって強張っている状態）し、左側は逆に強制的に伸張（筋肉などに引き伸ばす力が加わっている状態）されてパンパンになっていました。このまま放置しておくと、右側の椎間板と神経根が出ている穴が潰され、関節も次第に変形して不安定になることが予想されました。

これほど極端な不良姿勢にもかかわらず、これまで医師は彼に対し、姿勢についてひと言も触れたことがなかったそうです。そして術後2か月で症状の再発を訴えたところ、脊柱管狭窄症の再手術と人工股関節《こかんせつ》の置換手術を勧められたということです。

私のもとに来ていただいた以上、もちろん再手術は行わず、症状を根本的に改善させることにしました。まず機能低下している左の足関節《そくかんせつ》（足首にある関節）周辺の拘縮《こうしゆく》（関節の動きが制限されている状態）を減らすことで、左下肢の支持機能を回復させ、骨盤を中心に戻す必要がありました。次に右膝関節《しつかんせつ》をまっすぐに伸ばせるよう治療し、体幹の傾きを矯正するプログラムを同時に実施し、鏡を使いながら、歩行の癖を視覚的に修正しました。週1回のセッション開始後、1か月めには座っている時の姿勢に改善が見られました。2か月めには歩行姿勢の改善訓練とセルフストレッチの練習を始め、3か月めには歩行時に傾いていた身体がまっすぐになりました。さらに6か月めに入った頃には、一度は諦《あきら》めていたゴルフにチャレンジできるほどになりました。再手術を覚悟していた彼は、それを回避できたこと、そしてゴルフや温泉に行けるまで回復したことをとても喜んでいます。今も疲労が蓄積すると、昔の手術跡に強張りと痛みが出ますが、私とのセッションですぐに回復しています。

オペレーション2

39歳の女性、2児の母。学生時代は体育会のテニス部にいたという、ガッツあふれる女性です。幼少の頃肺動脈瘤《はいどうみゃくりゅう》の手術を受け、胸に大きな傷が残っています。長年のデスクワークにより、35歳で重い腰痛症を発症。以来、ときおり1か月間寝たきりになるような激しい疼痛に悩まされていました。いつも起床直後に腰痛がひどくなるとのことでした。

大学病院で精密検査を受けたところ、腰椎の椎体と椎間板の前面が完全に潰れていることが分かり、「椎間板ヘルニア」と診断されました。治療方法として、椎間関節をネジで固定する手術を勧められていました。他の医師の意見を求めて6つの大学病院で検査を受け、6名の医師全員に手術を受けることを勧められたと言います。手術を受ける決心をして予約を入れたところで、友人の紹介で私のクリニックに来ました。

最初に対面した時には、慢性腰痛症患者に特有の猫背姿勢が見られました。病歴聴取によって、動脈瘤治療の手術で残った鼠径《そけい》部と胸部の大きな傷を無意識にかばって、極端な猫背姿勢を20年以上続けていたことが、腰椎の椎体と椎間板の前面を押し潰してしまったことが判明しました。

局所しか診ない医師には、胸と鼠径部の傷が腰痛と関係しているなどとは想像もできないでしょう。この女性に、手技を用いた椎間板ヘルニアの神経テストを行ってみたのですが、結果は全て陰性でした。私はＭＲＩの写真を見て、「加齢とともに椎間板に含まれる水分が抜けて、椎体どうしが近づき、関節の隙間《すきま》がなくなって安定するようになるから、手術は受けるべきではないと思います」とアドバイスしました。

彼女は「腰が痛い」と訴えていましたが、よく調べてみると、骨盤を形成する仙骨と腸骨の接合部にある仙腸関節にできた大きなトリガーポイント（痛みの原因となる部分。第3章で詳述）が原因で、腰が痛いように感じていたのです。また起床時に痛みがあると、すぐにブロック注射を打ちに病院に通っているという話でした。医師からは「副作用はないので、痛くなったら来なさい」とアドバイスを受けていたそうですが、痛みの本当の原因がはっきりしないままブロック注射を繰り返しても、根本的な解決にはなりません。私が仙腸関節周辺にあるしこりを超音波やマッサージなどで散らしたところ、起床時に頻発していた臀部《でんぶ》から下肢に走る激痛は消失しました。以来、彼女はブロック注射を打たなくても、問題なく過ごせるようになりました。

さらに、正しい呼吸パターン、短縮した胸部と腹部のストレッチ、日常の座位姿勢、腰部の伸展ストレッチの方法などを指導した結果、現在ではスキーができるレベルにまで安定的な回復をしました。長年の身体の拘縮を取るには時間を要しましたが、一番時間がかかったのは、「薬物療法に頼らないで自分で腰痛をマネージメントできる」という自信を持たせることでした。

人の身体は一度メスを入れられたら、切断された細かい神経や血管が完全に元通りになることはありません。

「一定期間安静にしても改善しなければ、手術をするしかない」という安易な考え方は、日本の医師や一般の人たちの間に浸透していますが、最近の海外の医療機関は、極力メスを使わずに、下肢と股関節の機能回復をさせることに最善を尽くしています。

ゆっくりとではありますが、日本でもこうした変化は広まりつつあります。

レベルアップしていないリハビリテーション

リハビリテーションの良し悪しによって、治るまでの期間とその後の経過が大きく違ってくるので、リハビリの質を高めて、それを一般に普及させることはとても重要です。

我が国の腰痛症や頸椎《けいつい》の変形などによって起きる頸椎症に対するリハビリは、欧米諸国と比べて、まだまだ遅れています。欧米では、リハビリを受け持つ理学療法士（ＰＴ）は単独で開業することを認められていて、「運動療法については、私よりも理学療法士が専門なので、彼らに訊《き》いてください」と医師が患者にアドバイスするくらい、彼らの地位が確立されています。しかし日本では、医師の指示に基づかない理学療法士のリハビリ治療は認められておらず、単独での開業はできない状況です。このため、「整形外科医の補完的な職業」ととらえる専門家も少なくありません。

多くの人は病院に行けば医師が治してくれるものと信じていますが、整形外科の場合、医師はおもに診察をして診断を下すのが仕事であって、直接的な治療やリハビリは理学療法士の仕事なのです。

理想的なリハビリの流れは、まず診察では行われなかった検査を実施し、どこに機能的な問題が潜んでいるか、多角的に原因を推測して、明確なゴール（帰結点）を設定します。そして、理学療法士が持っている知識や臨床技術を駆使して作成したプログラムを実行しながら、患者と二人三脚でゴールを目指します。定期的に姿勢や関節可動域の評価を重ね、効果がなければプログラムに修正を加えて、よりその人に適した治療を行うようにするのです。

しかし多くの日本の理学療法室では、最初の機能テストが甘いうえに、その後の測定と評価によるプログラムの修正も行われていないように思われます。

実際にスポーツ外来で有名なクリニックをいくつか見学しましたが、半年前と全く同じ内容の治療やエクササイズを患者に平気でやらせているクリニックがどれほど多かったことか。本来、症状の改善に伴ってエクササイズの難易度や強度、また治療内容が変化するはずなのですが、理学療法士たちはマニュアルに従って事務的に患者に接しているのです。これでは、どれだけリハビリを続けても、目に見える成果は上げられないでしょう。患者たちが文句を言うことはないかもしれませんが、実に勿体《もったい》ないことです。残念なことに多くの病院やクリニックでは、リハビリテーション室が、点数を獲得するための「お部屋」になっていて、理学療法士たちは、「治す」ことよりも、患者を効率良く「まわす」ことに追われています。

大事なのは機材などハード面の強化ではなく、理学療法士の知識と技術によるソフトの質の高さです。病院やクリニックでのリハビリが効果的に行われれば、これほどまでに巷《ちまた》の治療院が増えないはずです。対応する患者の人数が多いので仕方がない面もありますが、もう少し柔軟で奥行きのあるリハビリの実現を目指して頑張っていただきたいと思います。

安静にしすぎない方が早く回復する

これまで、腰痛症は原因となっている部位を特定することが難しいために、ベッドでの安静や薬剤で痛みを鎮めるのが、一般的な治療とされてきました。しかし、アメリカ・オレゴン健康科学大学のリチャード・デヨ教授は、2日間と2週間の床上安静を比較する臨床試験を実施して、短期間の床上安静が、長期間の場合と同じくらい効果がある、と結論づけています（『脊椎のリハビリテーション』）。

最も症状が顕著な急性期であっても少しずつ身体を動かせるようにして、低下した機能を回復させていく療法をアクティブケアと言いますが、日本では、まだアクティブケアの効果と重要性が十分に理解されているとは言えません。

イギリスでは、2000年に腰痛に関する職場のマネージメントのガイドラインが作られています。先に紹介したゴードン・ワッデル氏らによれば、その中では「痛みがあっても、できるだけ通常通りに日常生活を続けるようにアドバイスすると、今までの治療方法（休養をとって痛みと相談しながら通常生活に戻るようにアドバイスする）と同じくらいの早さで、もしくはより早く、患者を急性期状態から回復させ、休職期間の短縮、再発の減少、次の年にかけての休職の減少をもたらす、という強力な証拠がある」とされています。

エクササイズは「処方」するもの

腰痛症患者に、「腹筋が弱いから腹筋運動をやりなさい。もっと体重を減らさなければだめだ」とアドバイスする医師の話をよく聞きますが、言う通りにすれば本当に腰痛が改善するのでしょうか？　私はプロサッカーの選手で、腹筋が鍛えられ腹が割れていても、慢性腰痛の人をたくさん知っていますし、痩《や》せて体重が軽くても腰痛を抱えている人もたくさん知っています。

実は、薬と同じく運動も「処方」するものであり、不適切なエクササイズを処方すれば副作用があり、症状を悪化させるものなのです。

これまで腰痛症の予防・改善には、「腹筋と背筋を鍛える」というのが定番の考え方になっていました。しかし、この考え方は半分正解で半分間違っています。

グローバル筋とローカル筋

まず、筋肉には「グローバル筋」と「ローカル筋」の2種類があるということを理解してください。

グローバル筋は「動作筋」とも呼ばれ、体表に近いところにあり、骨に大きな動力を与えるのに適したサイズの大きな筋肉です。全ての骨格筋には「筋紡錘《きんぼうすい》（固有感覚受容器）」という、方向や速度、張力、位置などの情報を脳に伝えるセンサーがあります。これが少ないグローバル筋は、細かい調整をするには適さない、いわば大雑把な性質の筋肉と言えます。

一方、体の深部にあるローカル筋は、別名「姿勢筋」と呼ばれています。筋肉のサイズが小さく動力も小さいのですが、筋紡錘が多く存在し、姿勢の維持など繊細なコントロールに適した筋肉です。

図2　グローバル筋とローカル筋（脊柱起立筋）

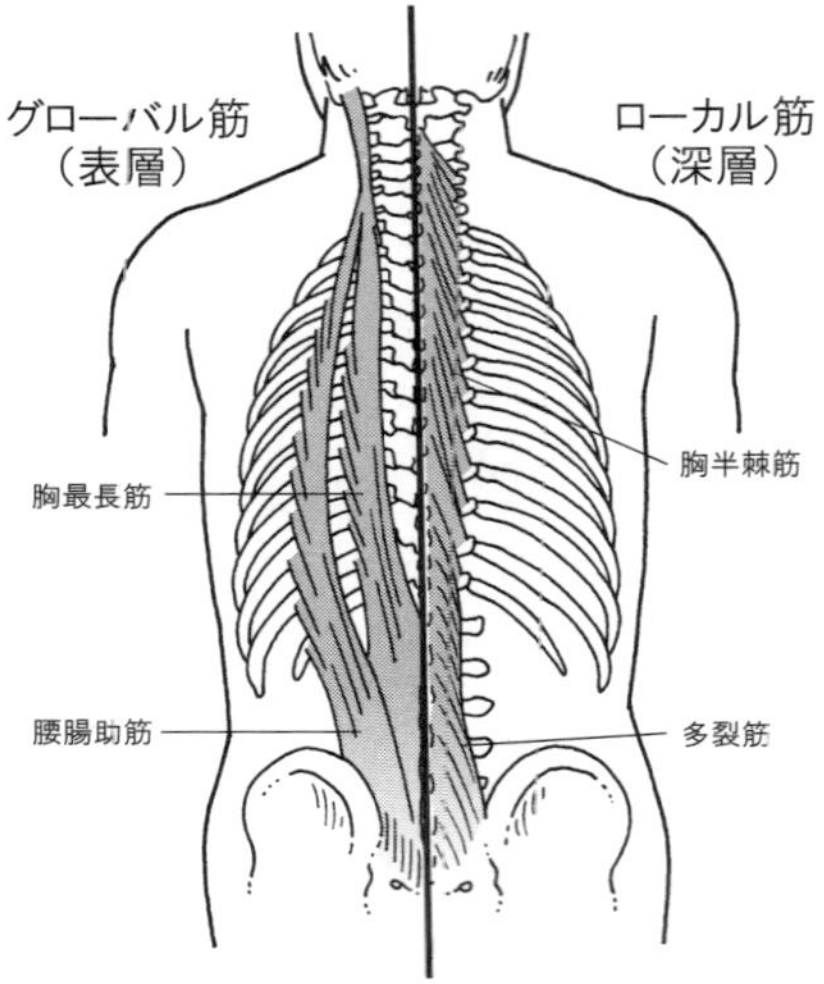

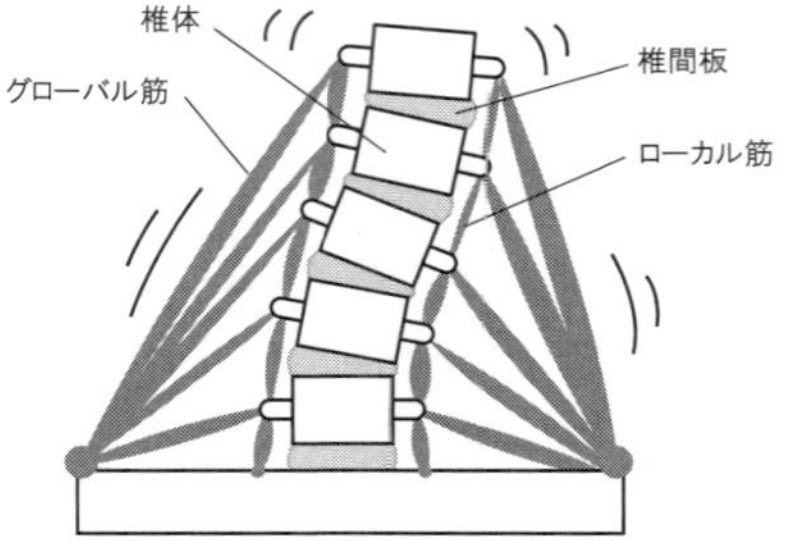

脊柱周辺のグローバル筋が脊柱全体の安定と動きに関与するのに対し、ローカル筋は脊椎の分節的な構造、すなわち椎体１つ１つを安定させる。

関節の周辺にある筋肉で言えば、関節を効果的に動かすのがグローバル筋、関節の支持・安定に関与するのがローカル筋ということになります。

慢性の腰痛症患者の場合、腰椎周辺のグローバル筋とローカル筋の働きがアンバランスで、ローカル筋がほとんど機能していないケースもあります。ローカル筋の機能が低下していると腰椎1つ1つの安定が保たれにくくなり、常に腰椎の両脇《りようわき》が過剰に緊張して、ちょっとした動作でも強い痛みが出てしまいます。

逆に言えば、人体の弱点とも言える頸椎と腰椎も、このローカル筋群が正常に機能していれば、少しくらい衝撃を受けても簡単には傷まないのです。

マシーンを使った筋力トレーニングで強化されるのはおもにグローバル筋です。ボディービルディングのような筋トレをすれば、体が丈夫になり、腰痛も改善できると誤解している人が多いのですが、スポーツなどにおけるパフォーマンスのためや筋肉を肥大させるためのトレーニングと、腰部を安定させるためのトレーニングは全く別物です。腰痛を軽減させるためには、ローカル筋を持久的に働かせて、腰椎を安定させる能力を高めることがとても大切なのです。

医師が勧める腹筋運動のリスク

先述したように、腹部のグローバル筋である腹直筋《ふくちょくきん》を鍛えて、板チョコのように腹が割れたとしても、残念ながら腰痛症の予防・改善には直結しません。腰椎を安定させるには、腹部のローカル筋である「腹横筋」と「多裂筋」を働かせるための訓練が不可欠なのです。これについては第5章で詳しく説明します。

図3にあるように、一般的に実践されている腹直筋を強化するための上体を起こす腹筋運動は、立っている時の2・1倍もの圧力が椎間板にかかるため、「椎間板ヘルニア」と診断された人にはさせてはならないエクササイズです（ただし、足を台にのせて行えば、圧力は7分の1近くまで減ります）。にもかかわらず、なぜか医療従事者の間では長くこのエクササイズが推奨されてきました。

腰椎と骨盤の連結部を安定させるために腹筋を鍛えるのであれば、下腹部を強化する方が有効です。

ストレッチやエクササイズの処方は十人十色であり、画一的なメニューを漠然とやって

図3　椎間板に負担をかけない腹筋運動

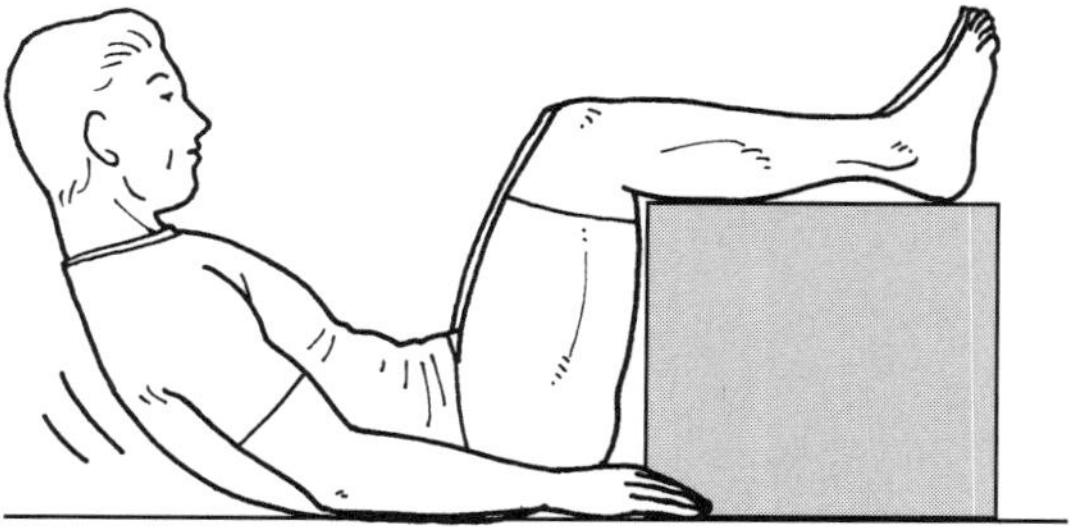

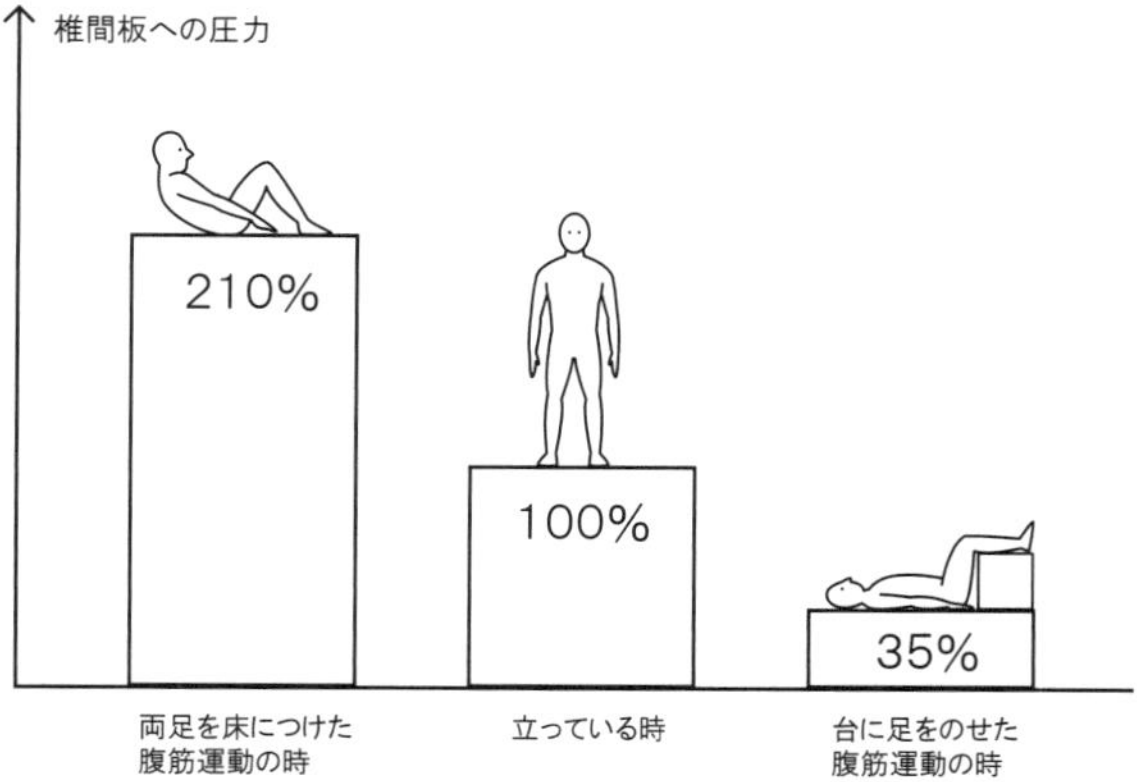

立っている時の椎間板にかかる圧力を1とすると、両足を床につけての腹筋運動で椎間板にかかる圧力は2.1倍になるが、台に足をのせて行う腹筋運動では0.35倍と低くなる。資料協力／チェック・インスティテュート

も良くなるものではないばかりか、間違ったものを患者にやらせれば、症状を悪化させてしまいかねません。そのことを多くの医療従事者とフィットネス関係者は肝に銘じていただきたいと思います。

第2章　腰痛のしくみ

人間の骨格は二足歩行に向いていない

「なぜ腰痛になるのか、そのしくみを簡単に説明してほしい」と、患者から頼まれることがよくあります。この章では、頸《くび》のこりや腰痛症を患う本質的な原因を、形態学とバイオメカニクス（生体力学）の観点から探っていきます。

現代人は生まれてから1年半も経てば歩き回れるようになるので、2本足で立つことに特別な意識を持っている人はいません。しかし一方で、二足歩行の代償として頸部《けいぶ》や腰部に負担がかかるようになり、多くの人々が頸や腰の痛みに苦しんできました。この腰痛や頸のこりが単独で発生することは滅多になく、大抵はこの両方の問題を抱えているのです。

チンパンジーやゴリラのように、「ナックル（関節）ウォーク」と呼ばれる前脚の拳《こぶし》を地面につける姿勢で歩くのであれば、脊柱《せきちゅう》はほぼ地面と水平になるため、椎間板《ついかんばん》への負荷や腰椎に加わる剪断《せんだん》力（すべりを生じさせる力）、脊柱に付着している筋肉と靭帯《じんたい》にかかるストレスは少なくて済みます。

しかし二足歩行では、体重の約13％を占める頭部と、約60％を占める上半身の重さが頸部と腰部へ垂直に加わります。このように頸と腰へ常に大きなストレスがかかるようになったことが、現代人が頸のこりと腰痛を患う最大の原因と言えるでしょう。

ただし、人間が文字通りの「直立姿勢」を維持できているのであれば、重心線が脊柱の中心を通過するため、腹側と背中側の筋肉や靭帯への負荷が均等になり、そう簡単には頸や腰を傷めることはなかったでしょう。そういう意味で、荷物を頭部にのせて運ぶアフリカなどの女性は、頭にかかる重さが体幹にのった理想的な姿勢と言えます。

しかし、実際にはほとんどの人は腰に最も負担の大きい前傾姿勢で生涯を過ごしているのです。人間の上体が前傾してしまうのは、目が頭部の前面についているために、死角である後方へ身体が倒れることを無意識に恐れているからだと言われています。もし腹側にも恥骨と胸郭をつなぐような「腹骨」が存在していたら、上半身の重さを背骨と腹骨の2本の支柱で支えることが可能になり、人類は猫背になることはなく、頸のこりや腰痛と無関係でいられたでしょう。

私たちは膝《ひざ》へ手をついて休んだり頬杖《ほおづえ》をついたりしますが、これは脊柱起立筋と脊柱に付着する靭帯への持続的なストレスを緩和させている行為なのです。

頭が前に出ている姿勢が問題の根源

この30年余りの間にパソコンが一般の企業や家庭に爆発的に普及し、現代人の仕事の様式は大きく変化しました。今では人間がパソコンに支配され、一日中モニターの前に拘束される羽目になり、習慣的に猫背姿勢をとるようになっています。

猫背姿勢は頸の前面、胸筋や腹筋群を著しく短縮させます。また、上体の屈曲が増すほど脊柱起立筋への負荷が増大し、上体の背面全体が硬化して血流が悪くなります。さらに、アゴを引いて頭部を体幹の真上に移動させる前頸部のローカル筋の機能も低下します。不思議なことに、キーボードを打っている人や、机の上で字を書いている人の写真を撮って、それを90度回転させてみると、ナックルウォーク姿勢とぴったり重なるのです。文明の象徴とも言えるパソコンを使っている人ほど、チンパンジーやゴリラの姿勢に近づくという事実は皮肉なものです。

ナックルウォークのように両手を地面などにつけていれば問題はないわけですが、頭が

図4　頭部の位置と重心線

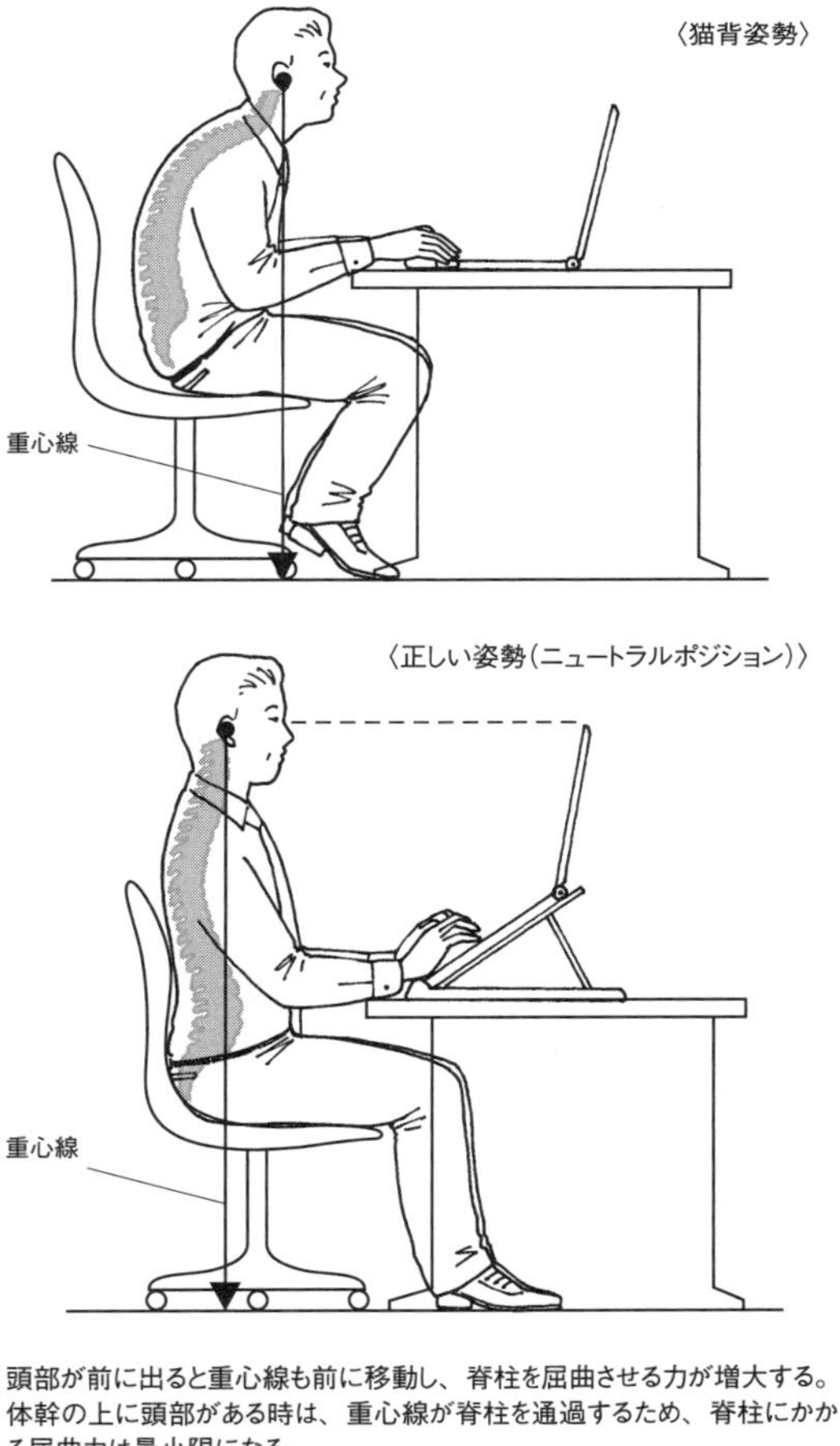

頭部が前に出ると重心線も前に移動し、脊柱を屈曲させる力が増大する。体幹の上に頭部がある時は、重心線が脊柱を通過するため、脊柱にかかる屈曲力は最小限になる。

前に突き出てアゴが上がった姿勢で座っていると、頸椎の関節が前方にすべり、椎間板の負担が増加します。それだけでなく、頸肩部の筋肉や靭帯を硬化させ、片頭痛や頸肩部の痛み、腕の痺《しび》れを生じさせることもあります。

また、ほとんどの日常の動作は身体の前側で行われるため、胸にある大胸筋や小胸筋も短縮する傾向にあります。腕に付着しているこれらの筋肉が短縮すると、両肩が前に出て自動的に頭が前に突き出た猫背姿勢になるのです。

心身症の引き金になる

頭が前に出た姿勢は肩こりだけでなく、さまざまな身体的不調を引き起こします。試してもらえばすぐに分かりますが、頭部が前に出ると、舌根（舌の咽頭壁《いんとう》に面したつけ根の部分）が下がるために口から息を吸いやすくなり、気道が圧迫されることによって鼻からはほとんど息を吸えなくなります。頭部を体幹の上に位置させると、舌根が上がって口からは息がほとんど吸えず、気道の圧迫が緩和されることによって鼻から息を吸いやすくなります。

私は、よく患者に「鼻は息を吸う器官であり、口は物を食べる器官」だと説明しています。口呼吸だと喉《のど》が乾燥して声帯を傷めやすいだけでなく、腹横筋が弛緩《しかん》するために腹部に力が入らず、腰椎を支える能力が低下するのです。私が今まで診てきた腰痛症患者の多くが息を口から吸っていたのは、偶然のことではないと思います。

それだけではありません。頭部が前に出ると頸部全体の筋肉が緊張するので、脳に血液を送る主要な血管が圧迫されて、脳への血液供給量が減少してしまうのです。こうなると、集中力や判断力、思考力など脳の働きも低下します。

また、頸の筋肉には筋紡錘《きんぼうすい》（固有感覚受容器）というセンサーが多く存在して、頭部の位置や姿勢に関する情報を脳や脊髄に伝達しているのですが、頸の筋肉が過剰に緊張しているとそれが正しく機能しなくなり、情報の伝達が遅れてめまいやふらつきを起こすのです。

こうした状態が続くと、「どうしてこんなになってしまったんだろう」と次第に不安が増大してパニック症候やうつの状態に陥りやすくなると言われています。後頭骨と頸椎をまたぐ後頭下筋群《こうとうかきんぐん》のこりがうつの引き金になる「頸性神経筋症候群」という病気があると主張している研究者もいます。うつは、引き起こされる要因がさまざまで簡単には解決できませんが、その原因の1つに頸のこりがあるのであれば、普段の作業姿勢や作業環境を少し見直すだけで、改善されるケースもあるということです。少なくとも、これまで別々にとらえられてきたメンタルヘルスとフィジカルヘルスが、実際には互いに強く影響し合っているということは言えると思います。

メンタルヘルスとフィジカルヘルスの関係については、第6章で詳しく説明します。

人間の骨盤は長時間座るのに不向きである

人間の骨盤を横から観察すると、逆三角形になっているのが分かります。私たちは2つのお尻の「面」で座っているつもりですが、実際には2つの坐骨《ざこつ》の先端（坐骨結節）が座面に接地しているだけなのです。だから、上体が前方に移動すると骨盤は前に傾き、上体が後方に移動すると骨盤は後ろに傾きます。

通常、人は座っている時に膝を曲げていますが、膝関節《しつかんせつ》を曲げる筋肉であるハムストリングスは、坐骨と脛骨《けいこつ》や腓骨《ひこつ》に付着しているため、膝を曲げると坐骨が前方に引き出され、

図5　座位と骨盤

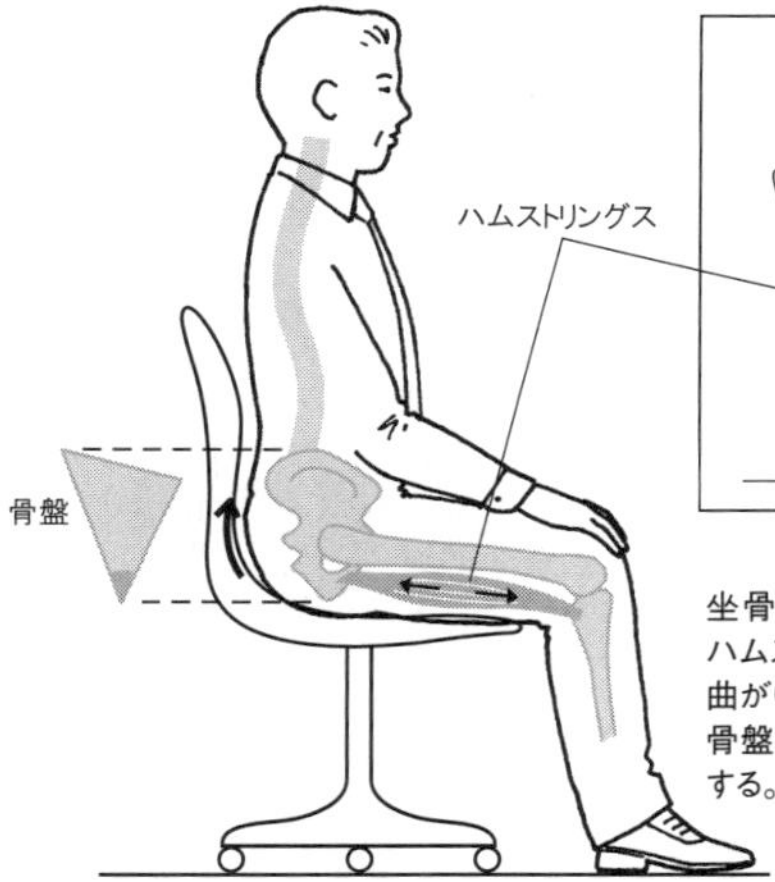

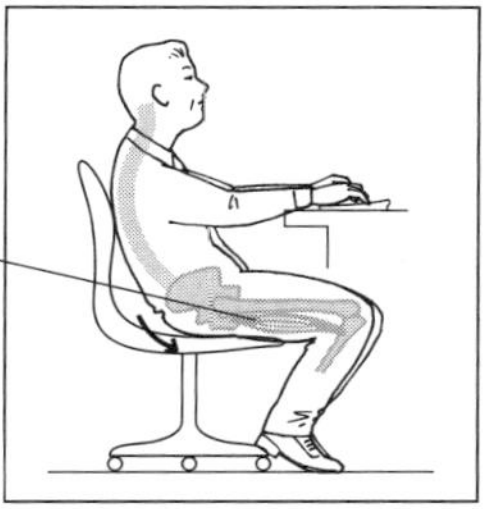

坐骨と、脛骨、腓骨に付着するハムストリングスが短縮すると膝が曲がり、坐骨を前方に引き出して骨盤が後傾し、脊柱全体が後彎する。

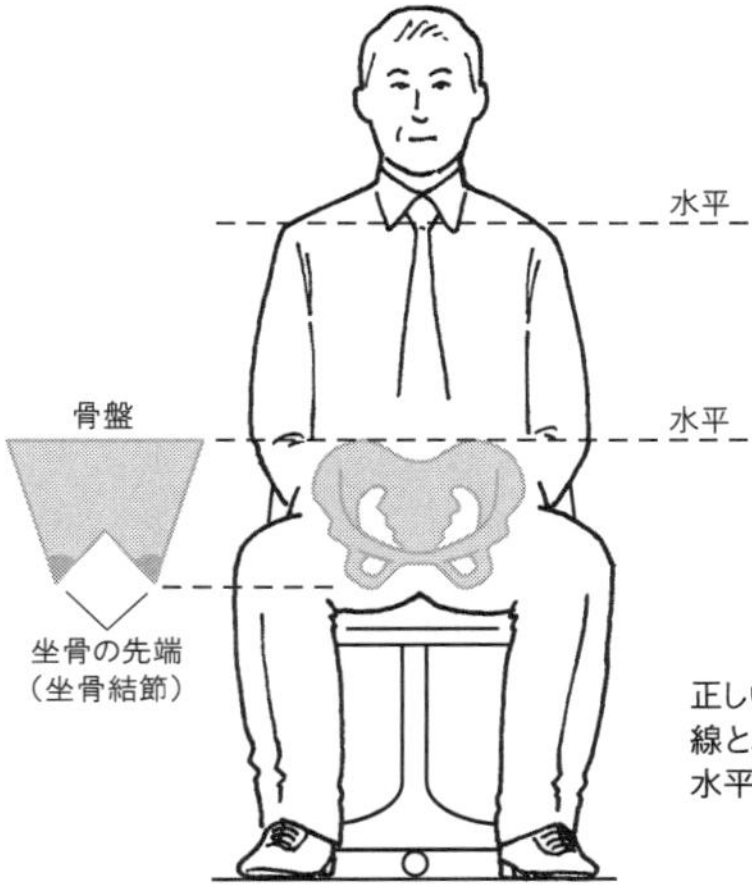

正しい座り方では、両肩を結んだ線と、骨盤の上辺を結んだ線が水平になる。

骨盤が後傾します。この時、図5の上の図のように座面に浅く座っていると、猫背になってしまいやすいのです。

さらに、臀部《でんぶ》にある大殿筋も加齢とともに短縮しやすい筋肉なので、年をとるほど骨盤が後傾して猫背姿勢になりやすくなります。

座っている時に、猫背にならないように骨盤の適切な前傾を維持するためには、アゴを引いて胸を張り続けなければならず、強い意志と脊柱起立筋の持久力が必要になります（第6章で頑張らずに骨盤を前傾させて座る簡単な方法を紹介します）。

背中を丸めた姿勢のリスク

「長時間背中を丸めているのは良くないだろう」と感覚的に分かってはいても、一旦パソコンやTVゲームに集中してしまうと、姿勢に対する意識が薄らいで、同じ姿勢のままで固まってしまうものです。また、椅子に座って作業をする時に、重力に逆らって上体を垂直に保つ努力をする人よりも、頬杖をつきながら作業をする人の方が圧倒的に多いでしょう。頬杖で前に倒れがちな頭と上体を支えれば、意識も努力もいらないので感覚的に楽に感じるはずです。また、ソファーなどでだらんと背もたれによりかかる姿勢も「楽」だと感じるでしょう。

人間はどうしても楽な方に流れていく傾向があります。ほとんどの人が背中を丸めた悪い姿勢を心地よいと感じ、背筋がピンと伸びた正しい姿勢を「反りかえった姿勢」「苦しい姿勢」だと感じます。

「今日は疲れたからたくさん呑《の》んじゃおう」「イライラするから甘いものを食べよう」などと考えがちですが、こういう時、身体は、アルコールや糖分を摂取することよりも、「休ませてくれ！」と要求しているはずです。でも、脳はたがを外すように語りかけるのです。

同じように、長年、悪い姿勢の癖がついている人が、急に正しい姿勢を真似ても、「そんなまっすぐな姿勢はおかしいよ」と脳が自分に語りかけてくるでしょう。けれども、どんな時も頸から下の身体こそが「真実」を語るのです。

では、背中を丸めた姿勢が筋肉、靭帯、椎間板などの組織に対して、どのような害を与えるのかを説明したいと思います。

図6　脊柱起立筋の緊張の度合い

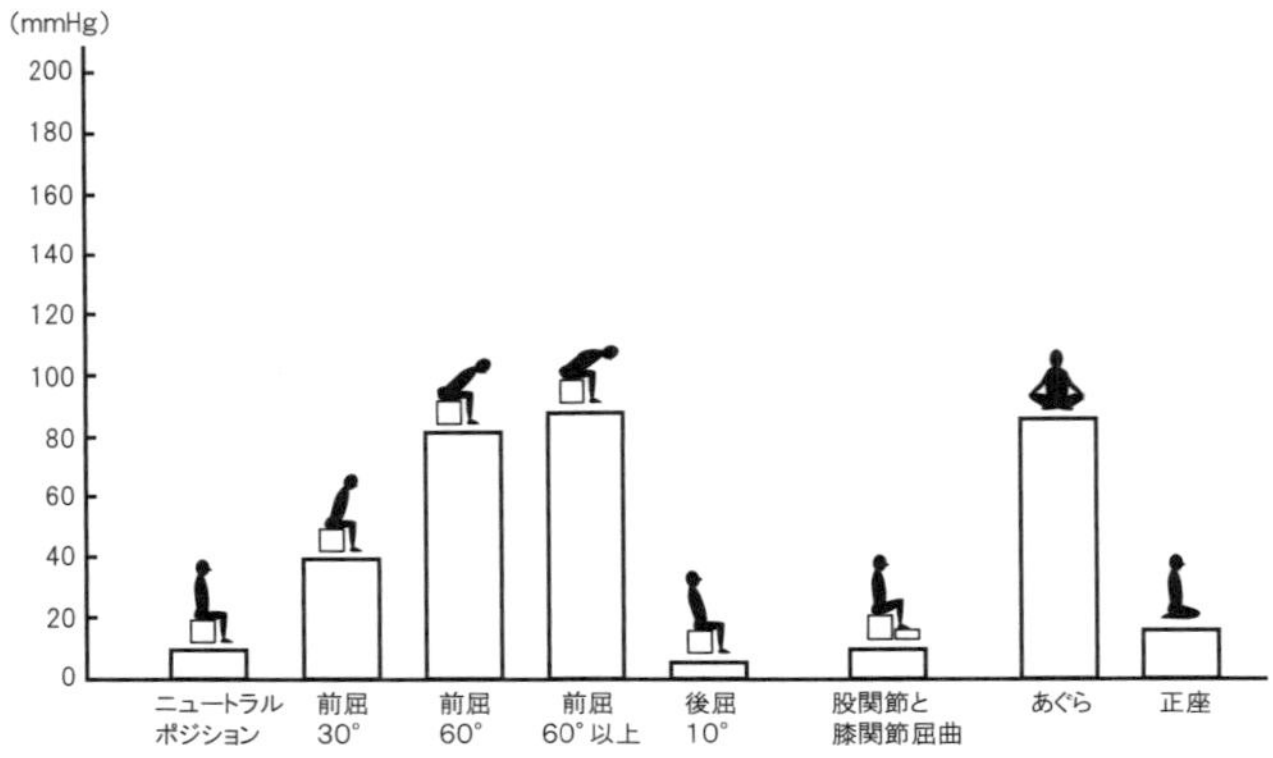

菊地臣一『腰痛』（2003 年、医学書院）所収図版を もとに作成。

猫背と脊柱起立筋のストレス

筋肉は短縮・硬化して問題を起こす場合もありますが、伸ばされ続けた筋肉ではそれ以上に大きなトラブルが発生します。

図6は、座った状態で上体を屈曲させた時の脊柱起立筋の「緊張＝内圧」の度合いを表しています。ニュートラルポジション（第5章で詳述）の時の脊柱起立筋の内圧に比べ、上体が30度屈曲している時の内圧は4倍、60度の屈曲では8倍にも増加します。また、あぐらをかいた時の内圧も、ニュート

ラルポジションの場合と比較すると8倍となっています。

反対に背もたれに腰と背中をつけた場合は、ニュートラルポジションよりも内圧が低くなり、足台を置いて膝が股関節《こかんせつ》よりも高くなるような座り方でも、ニュートラルポジションとほぼ同じくらいの強さです。

前に屈んだ姿勢で座った場合の高い内圧が、前にも述べたように血管の圧迫へと結びつき、悪影響を生み出します。筋肉内では血流が悪くなって、細胞への酸素供給量が低下したり老廃物が除去されにくくなったりします。また、痛みを発生させる発痛物質の生成も起きます。これらのことがさまざまな症状を引き起こすわけです。

筋肉の構造はソーセージと似ていて、表面が薄い筋膜で覆われています。筋膜には多くの痛みを感じるセンサーが存在しており、極端に伸ばされると強い痛みを感じます。筋肉系の痛みは筋線維によるものではなく、筋膜の炎症によるものがほとんどなのです。パンパンに張りつめたソーセージを無理に曲げようとすると、表面が裂けてしまいます。内圧が上昇した筋肉も同じで、無理な力をかければ表面の筋膜が裂けます。ギックリ腰の痛みの原因が、この筋膜の断裂である場合もあると思われます。

このように、脊柱起立筋に強いストレスを与えるような姿勢はできるだけ避け、筋膜を伸張させているストレスを取り除かなければいけません。しかし、長年、猫背姿勢で暮らしてきた人は、脊柱起立筋の筋膜が伸びたまま固まっているので、急に姿勢を正そうとすると、脊柱起立筋がうまく収縮できず、かえって強い痛みを感じてしまいます。痛みを感じると腰に悪いことをしていると勘違いしがちですが、この場合の痛みは決して悪い痛みではなく、腰痛地獄から脱出するためのハードルなのです。筋膜には形態を記憶する機能があり、長期間にわたって不良姿勢が続くとそれを記憶してしまうので、すぐに不良姿勢に戻ってしまいます。根本的な姿勢の矯正を果たし腰痛を根治するには、日頃から正しい姿勢を鏡などで視覚的にチェックしたり、壁や柱などを使って感覚的に覚え込んだりするしかありません（第4章122ページ参照）。

靭帯の引き伸ばし（クリープ）

背中を丸めていると、脊柱の後方にある、脊柱の屈曲を制限する棘上《きょくじょう》靭帯や、椎骨の棘突起と呼ばれる部分をつなぐ棘間靭帯が引き伸ばされます。引き伸ばされた靭帯がもと

図7　靭帯のクリープ

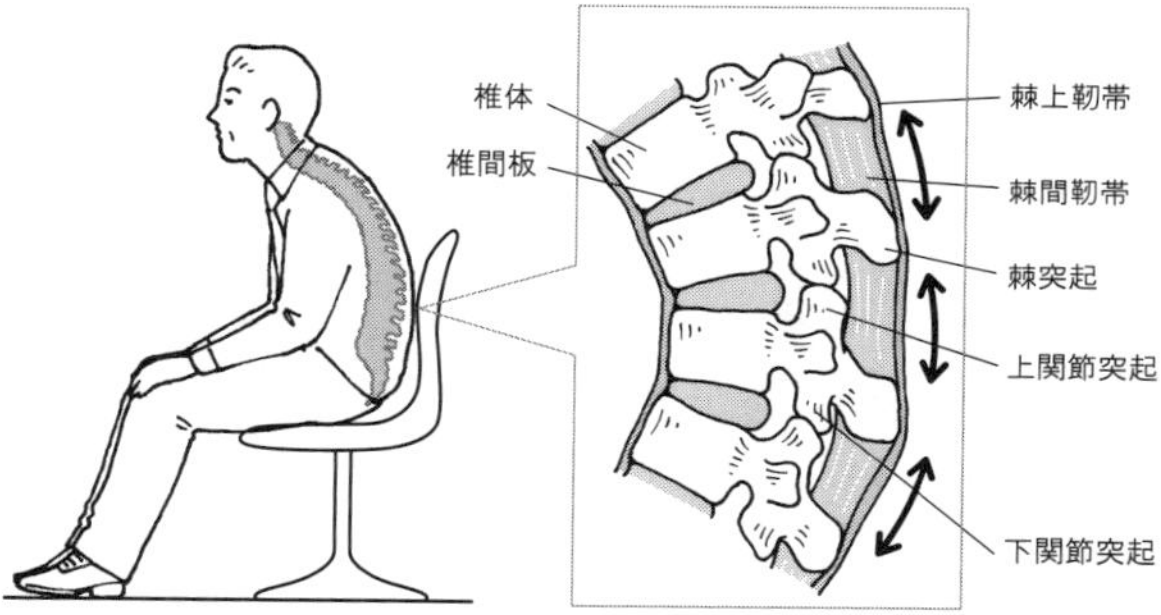

〈猫背の時の脊柱の靭帯〉

上体が丸まると棘上靭帯と棘突起に付着する棘間靭帯が引き伸ばされる。さらに椎間関節どうしの隙間が広がり、関節のストッパー機能が失われる。

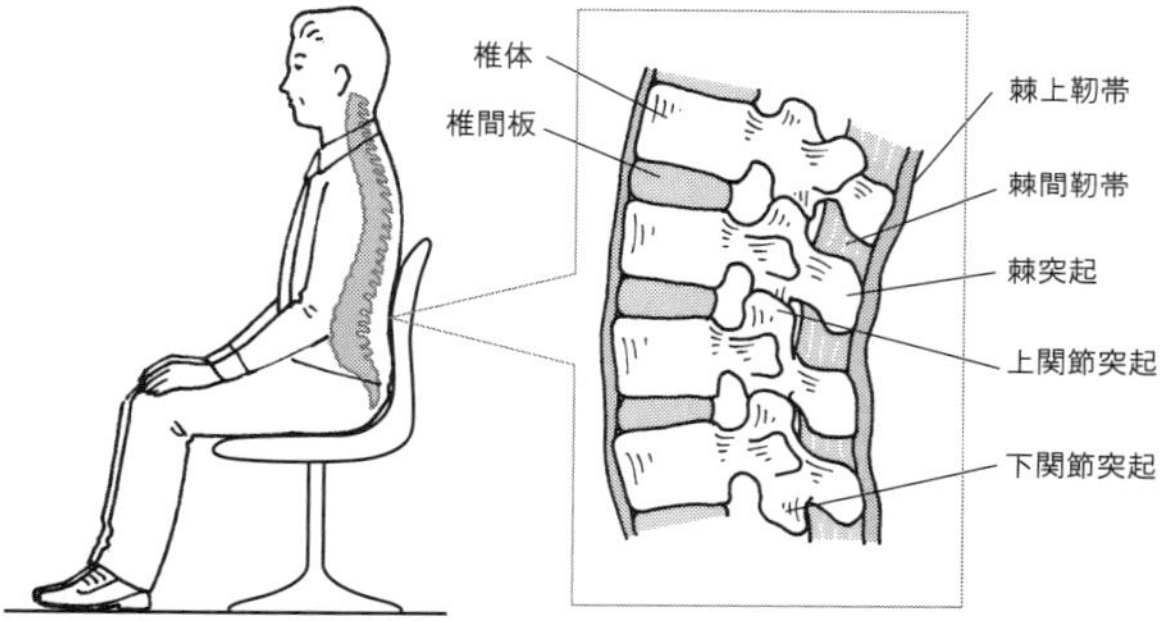

〈正しい姿勢で座っている時の靭帯〉

靭帯が本来の長さになっている。椎間関節どうしの隙間が狭まり、関節のストッパー機能がきちんと働く。

に戻らなくなる現象をクリープと言いますが、クリープした靭帯は関節の動きを適正な範囲におさめる能力を失い、ちょっと負荷がかかっただけで関節が過度に動いて、ギックリ腰などを引き起こすリスクが高まります。海外の専門家の間では、多くの腰痛症はこの靭帯のクリープによって生じるという説が有力になってきています。また最近では、腰椎の靭帯がクリープすると、下肢《かし》に痛みや痺れが発生するという、椎間板ヘルニアと同じような症状が現れるという研究も発表されています。

靭帯のクリープを防ぐには、20秒間腰を反らすストレッチ（第5章137～9ページ参照）をこまめに実行することをお勧めします。

椎間板ヘルニアと猫背

椎間板ヘルニアは、多くの人が知っているポピュラーな疾患名です。椎体の間でクッションの役目をしている椎間板が強い圧力を受けて飛び出し、さまざまな症状を発生させる病気ですが、その発症のメカニズムについては一般的にあまり知られていません。

図8にあるように、脊柱の屈曲が強まるほど椎間板への圧力が上昇し、椎間板の後方部

図8　椎間板ヘルニアと猫背

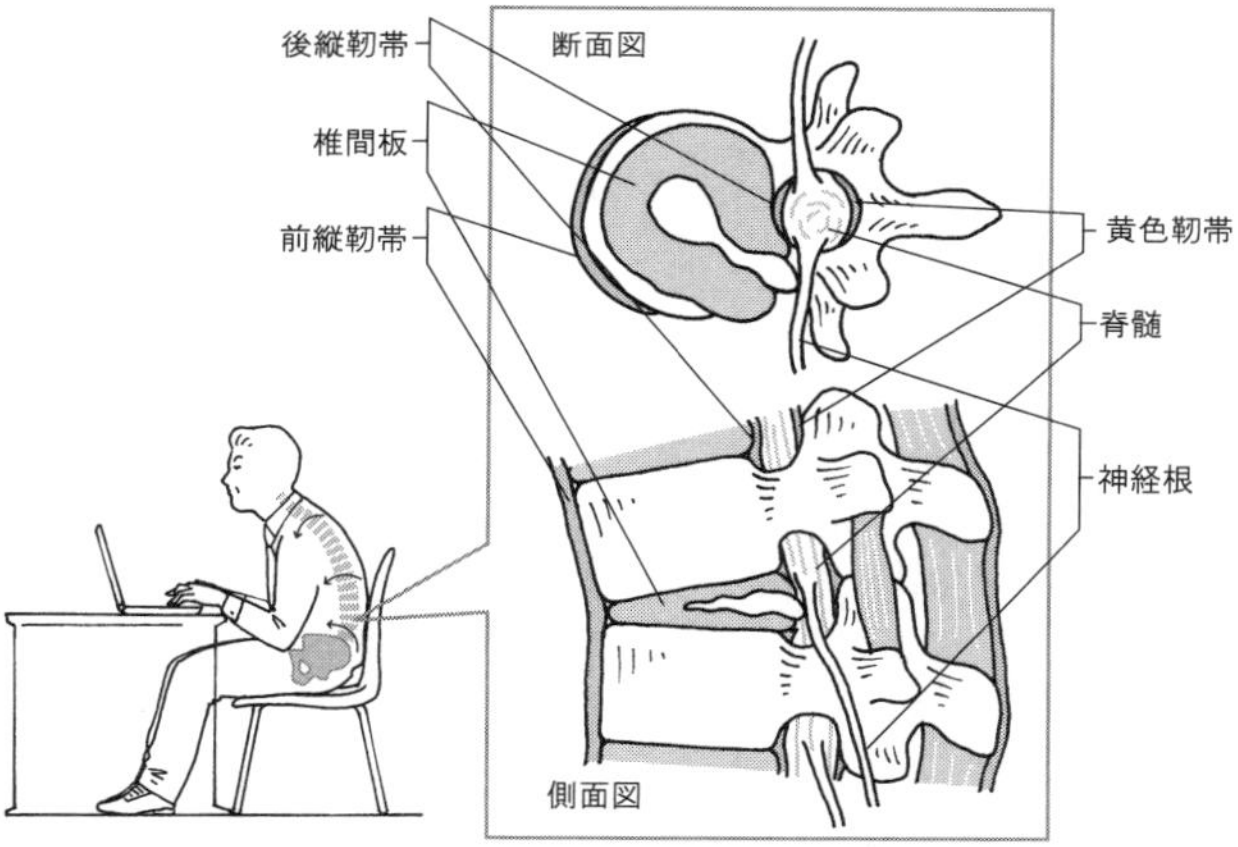

猫背になると椎間板の後方部分が膨らむ。膨らんだ部分が、真後ろの後縦靭帯を避けて、後方や脇に飛び出し、脊髄や神経根を圧迫する。

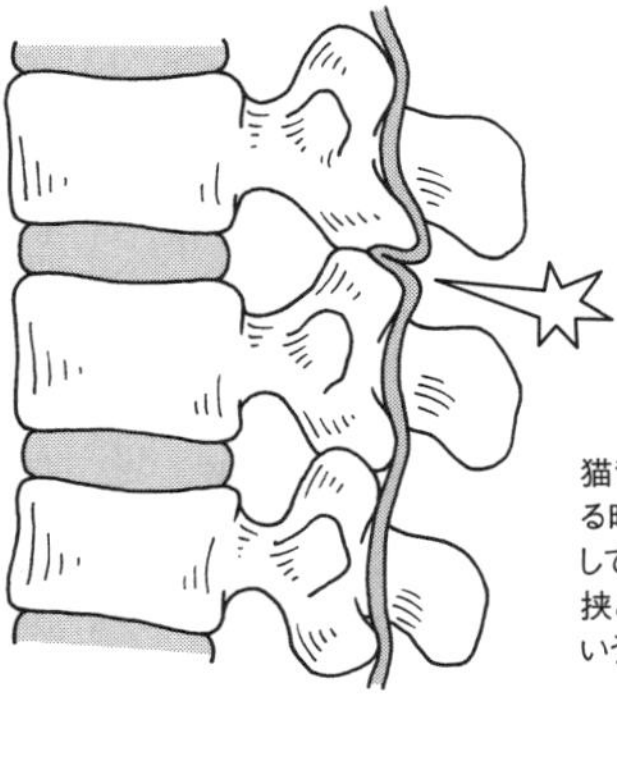

猫背などで靭帯がクリープしている時に、急激に上体を屈めたりして大きな力が加わると、滑膜が挟み込まれてギックリ腰になるという説もある。

分が脊髄や神経根の方へと膨《ふく》らみます。膨らんだ椎間板が後方にある脊髄や神経根に触れると、強い痛みや痺れが腰部や下肢に現れることがあります。椎間板ヘルニアの9割以上が後方への飛び出しであり、椎間板が前方に飛び出すケースが滅多に見られないのは、それだけ上体を反らして過ごしている人が少ないことを表しています。また、椎体の前面にある前縦《ぜんじゅう》靭帯は、後方にある後縦靭帯よりも分厚くて頑丈なため、椎間板が靭帯を突き破って前方に飛び出すことは滅多にないのです。

背中を丸めた姿勢によって、脊柱の関節を固定する靭帯がクリープすると、椎間関節が不安定になるだけでなく、靭帯にある知覚神経が刺激されるので強い痛みが生じます。また、ギックリ腰は、脊柱の靭帯がクリープしている時に、急激に上体を屈めるなど大きな力が腰部にかかることで腰椎の関節が過度に動き、関節を保護する役目をしている滑膜が関節に挟み込まれて生じる症状という説もあります。

椎間板ヘルニアは腰を反らして予防

椎間板には血管が通っていないので、損傷すると回復するのにかなりの時間を要します。

腰部を反らすことは、上体の重みを椎間関節にかけて椎間板への圧力を軽減させます。これによって、椎間板内に栄養素が浸透して、椎間板は修復されていくのです。

けれども腰痛を何度も再発させる患者に限って、これとは全く反対の認識を持っています。腰が痛いと言っている人をイメージしてみてください。ほぼ全員が腰に手を当てながら、上体を前傾させた独特な姿勢をしています。腰を反らせて上体を起こすと「腰痛が悪化する」と思い込んでいるからです。しかし、これでは椎間板の修復はできません。

背中を丸めることの危険性を知って、頻繁に腰を反らすように心がければ、持続的に筋肉・靭帯を過度に伸長して傷めることや、椎間板ヘルニアを患ったり悪化させることもなくなるのです（第5章137〜9ページ「椎間板ヘルニアを回避する疲労回復ストレッチ」参照）。

アナトミートレインを知れば歪む理由が分かる

「アナトミートレインズ」と名づけたワークショップを世界各地で開催しているトーマス・マイヤース氏は、人間の筋肉は個別の存在ではなく、電車の路線のように機能的なつながりを持つグループであるという考え方を提唱しています。

例えば、複数の関節をまたいでいる大きな筋肉を「急行列車」、1つの関節だけをまたいでいる小さな筋肉を「普通列車」にたとえています。急行列車は関節に大きな動力を与えて動き全体をコントロールし、普通列車は個々の関節の安定・支持に貢献するというように、各々役割が明確に分かれていると言います。

そして、これまでの解剖学的な発想では個別に扱われていた600以上もの筋肉を、機能の面でまとまりを持つものとしてとらえ直し、人間の身体にはおおよそ7つのラインがあると考えたのです。それぞれの路線には対になるような路線があり、互いに拮抗《きっこう》し合い、姿勢や動作のバランスを保っているとしています（『アナトミー・トレイン』）。

この概念が導入されたことによって、医師の間でも「身体全体を通して局所の問題を見る」という新たな考え方が広まってきています。

一般的に、ほとんどの作業が身体の前面で行われているため、前面の筋連結（マイヤース氏の言うラインの1つに当たります）が短縮して、身体の後方の筋連結が引っぱられて体幹は前方に丸まります。図9にあるように、身体の前面にある表層筋は足の甲から始まり、後頭部の後方までつながっています。例えば、脛《すね》の筋肉が短縮すると大腿《だいたい》四頭筋を引き下

図9　アナトミートレインの概念図

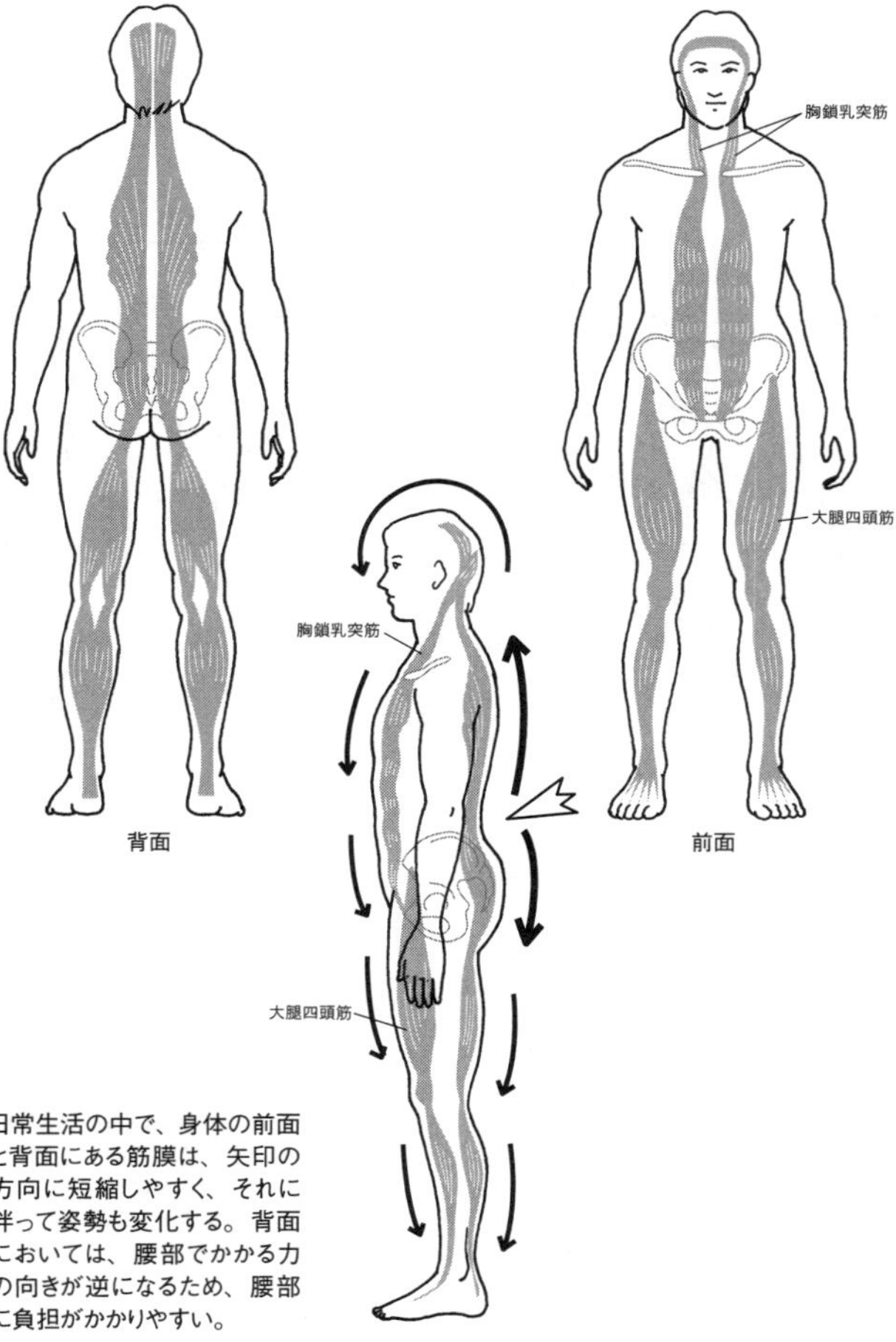

日常生活の中で、身体の前面と背面にある筋膜は、矢印の方向に短縮しやすく、それに伴って姿勢も変化する。背面においては、腰部でかかる力の向きが逆になるため、腰部に負担がかかりやすい。

コラム① 腰の緊張の変化を知る方法

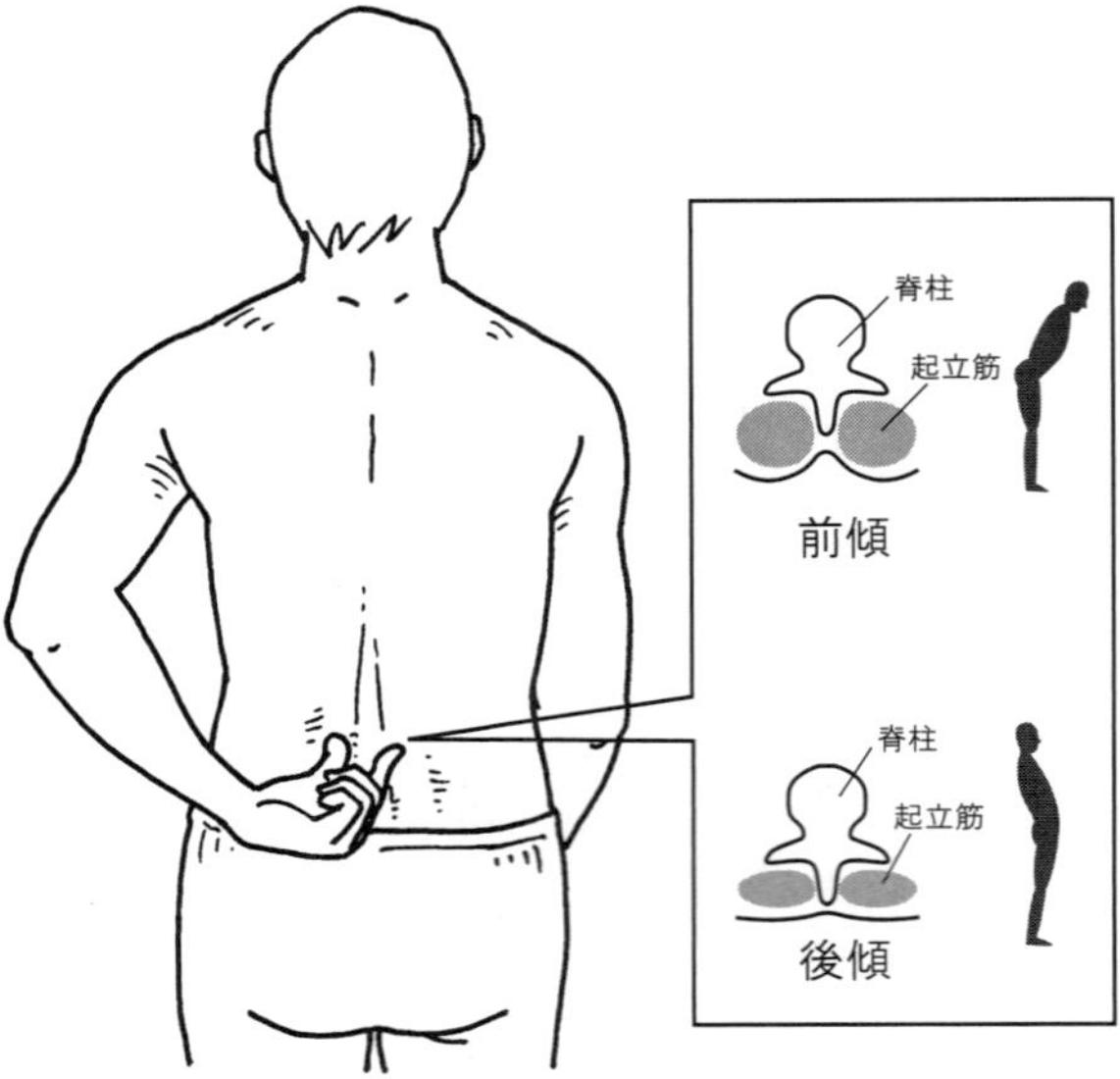

上体を屈めたり反らせたりすると、腹筋と背筋の緊張がどのように変化するかを、指で触れながらチェックしてみましょう。

立っていても座っていてもかまいませんが、片手の人差し指と親指の腹を腰椎の両脇に置きます。次に、ゆっくりと上体を丸めながら、その２本の指で皮下の反発をチェックします。上体が垂直より少しでも前方に傾くと、腰部の皮膚と筋肉が緊張して盛り上がり、腰に当てた指への反発が強まるのが感じられるでしょう。

今度は、骨盤が前に移動しないよう、尻（肛門）を締めたまま上体を反らせていきます。すると、さっきとは逆に腰の筋肉の強張りが緩むのが実感できるはずです。

このチェックによって、普段の猫背姿勢が腰部の筋肉に持続的なストレスをかけていることが理解できるでしょう。

げ、骨盤が前傾して反り腰（第4章で詳述）になって腰痛を招いたり、さらには頭部を前に引っぱり出す胸鎖乳突筋を緊張させ、慢性の頸肩部痛を引き起こすこともあるのです。

反対に、身体の背面の表層筋は、足底から始まって下肢背面→体幹の背面→後頭部ときて、眉《まゆ》の上までつながっています。このため、足底の筋肉が短縮すると、背中の筋肉を引き下げて猫背姿勢を招きます。

このように、痛みが出ている部分を通過している筋連結を辿《たど》っていけば、怪我などによって機能低下している部位との関連性がはっきりとし、最初にどこの機能を回復させるべきかが明確になるのです。

第3章　「トリガーポイント」と腰痛

なぜ痛みが存在するのか

この章では、痛みが出るまでのメカニズムと、痛みの震源地と言われている「トリガーポイント」の正体、そしてトリガーポイント特有の症状について詳しく説明していきます。

ひどい腰痛や肩こりを経験した人ならば、何度も「痛みの感覚なんてなければいいのに」と思ったに違いありません。たしかに、痛みがなければ、どんな大怪我や大病を患ったとしても苦しむことがなく、人はもっと楽に生きられるのかもしれません。

しかし、痛みは火災報知器と同じで、組織の変調やトラブルを早期に知らせてくれる重要なシステムであり、「内から発せられる警鐘」とも言えます。もし痛みを知覚するセンサーが機能しなければ、知らず知らずのうちに問題が深刻化し、症状を自覚した時には手がつけられない状態になっているかもしれないのです。

けれども、多くの医療機関や治療院では、「痛み」を鎮痛剤や鍼《はり》で抑え込もうとしています。例えば、虫歯の痛みを麻酔薬で鎮めても虫歯が治ったわけではないのと同じで、痛みがなくなったからと言って、悪いところが良くなったわけではありません。治療の根本的な目的はその場限りの痛みの除去ではなく、痛みを生じさせている機能的な問題を、患者のライフスタイルから割り出し、それを改善していくことなのです。

痛みの種類で患部が分かる

稲妻のような速さで体内を突き抜ける痛みから、どこが痛いのか特定しづらい鈍痛まで、痛みにはたくさんの種類があります。どんな痛み方であってもそれは不快な感覚であり、思考や感情の起伏にも悪影響を及ぼします。

特に深部の筋肉が原因となって起こる痛みは、「深くて疼《うず》くような鈍痛」「イライラして患部を叩《たた》きたくなるような痛み」という感覚が特徴で、どこが痛いのかを本人が特定しにくく、原因となっている部位の特定が容易ではありません。困ったことに、頸《くび》のこりや腰痛の8割以上が、このような深部筋からくる痛みによるものなのです。

一方、脊髄《せきずい》から出ている神経根に炎症や圧迫が起きている場合は、その神経に沿って「鋭い、ズキズキしてはじかれるような」痛みが生じるのが特徴です。

コラム② 痛みの語彙と部位を示した図表の一例

痛みの語彙例

光が走るような　稲妻が走るような　熱い　ズキズキする　ピリピリする
はじくような　ズンズンする　じーんと痛む　キリでもまれるような　鋭い

深い　しつこい　重い　だるい　イライラする　（患部を）叩きたくなる
疼く　抜けるような　息が止まるような　息苦しいような　広がる

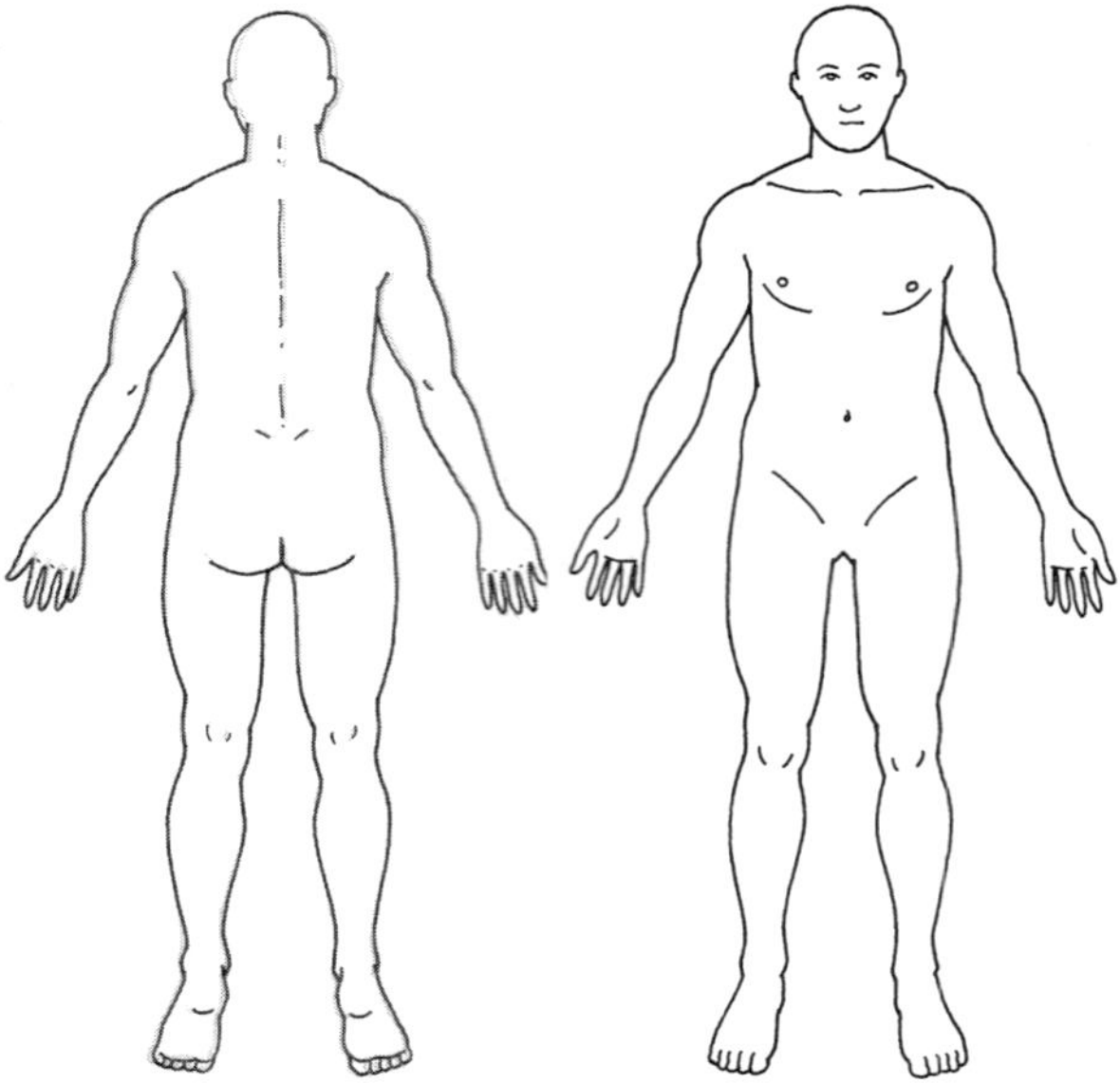

患者が、自分が感じている痛みにあった表現やその部位を、書き入れて示すことができると、治療家にとっては有用な情報となる。

このように、患者が訴える痛みや痺《しび》れの表現が患部を知るヒントとなる場合もあります。しかし、一般の人で自分が抱える痛みや痺れを的確に表現できる人は少ないので、医師や治療家は痛みや痺れの表現の一覧表や痛む場所を示す図などを作って、患者に見せながら話を聞くと有用だと思います。

痛みを放置すると問題が広がっていく

慢性的な痛みにさらされ続けると、人は一日中苦痛と不安に意識が奪われて他のことが考えにくくなっていきます。実際、慢性疼痛《とうつう》を抱えた患者とのセッションでは、論理的に会話することが難しく、治療方針を説明しているのを何度も遮《さえぎ》って「ところで痛みはなくなるんですか？」と同じ質問を繰り返すケースがしばしばあります。私も、高校生の時に下アゴと頸椎《けいつい》を骨折した後遺症で、常に頸から背中にかけて鈍痛があり、症状が強まると論理的に物事を考える気力がなくなってしまい、痛みを緩和することしか考えられなくなる時があります。このような状態が長期にわたると、ひどい場合にはうつに似た精神状態に陥りやすくなります。

さらに、痛みが生じるような姿勢や動作を無意識に避けた不適切な姿勢や動きをするようにもなります。こうした代償的な姿勢や動作は他の健全な部位に負担を強いるので、身体のあちこちに支障が出始めます。

私は14歳の時に右足首を骨折しました。その折に手術をした部分の骨が肥大して、著しく足関節《そくかんせつ》の可動域が狭まり、それまでのように深くしゃがむことができなくなりました。この足関節の機能低下が原因で、膝関節《しつかんせつ》や股関節《こかんせつ》の機能が変化して、歩行、ランニング、ジャンプなどの基本的なフォームが崩れていき、それが徐々に全身に影響して5年後にギックリ腰を患い、10年後には頸の痛みに苦しむようになってしまったのです。一部の機能低下を放置すると、他の部位の機能も低下していくわけです。

このように、精神面から考えても、肉体面から考えても、機能低下による痛みを放置しておくことは絶対に良くないのです。

痛みの震源地、トリガーポイント

近年の研究では、腰痛症や頸椎症の8割以上は、長年の不良姿勢と不適切な動作フォームの繰り返しによって、筋肉や筋膜、靭帯《じんたい》、関節包（関節をおおっている周囲の組織）などの組織が変性して生じたものだとされています。特に、これからお話しする「トリガーポイント」がその原因となっているケースが圧倒的に多いのです。

トリガーポイントは筋肉に見られることが多いのですが、筋膜や靭帯、骨膜などの軟部組織（身体の骨以外の組織）で生成されます。例えば、ある筋肉に持続的なストレスがかかっていたとします。それが痛みや炎症を引き起こし、そのまま放置しておくと、筋肉の中の筋線維にちょうど糸が絡まってできた玉のような「しこり」ができます。このしこりが「トリガーポイント」です。

欧米の進歩的な研究者たちは、このトリガーポイントが骨格筋の鈍痛や不快な痺れの原因だという認識を持っています。つまり、痛みの「トリガー＝引き金」というわけです。

トリガーポイントの存在は、１８４０年代にドイツの医師によって初めて報告されました。しかし、１９４２年にジャネット・トラベルというアメリカ人研究者が論文でトリガーポイントと命名するまでは、この軟部組織深部の痛みは「神経痛」と表現されていたのです。その後さまざまな仮説が立てられ、少しずつ痛みのメカニズムが明らかになってきました。日本でも最近になってようやく認知され始め、トリガーポイント治療を専門に行うクリニックも増えてきたようです。しかし、トリガーポイントが生成された背景を突き止めずに、モグラ叩きのようにトリガーポイントに薬剤を注入するやり方は、今一つ感心できません。

大切なのは、トリガーポイントへの直接的なアプローチをすると同時に、生成・再活性化させないために日常生活について指導することだと、私は思います。

トリガーポイントの種類と症状

トリガーポイントには3種類あって、直接的に自覚症状を起こしている活性トリガーポイント（活火山のようなものだと思ってください）、普段自覚していないものの指圧されるとその存在に気づく潜在トリガーポイント（休火山のようなものです）、トリガーポイントによって痛みの発生したエリアに新たに生成される波及トリガーポイントです。

トリガーポイントは、東洋医学で言う「ツボ」や「経絡《けいらく》」とは異なります。一定の場所にあるツボや経絡とは違い、負担が集中する部位にできるトリガーポイントは、ライフスタイルや骨格などにより生成される部位が異なります。トリガーポイントの大きさはパチンコ玉から親指の頭大とさまざまで、指で押すと皮下でヌルヌルとすべる感触があります。

トリガーポイントができることで、筋線維の長さが短くなり、筋肉の持つ柔軟性と筋力を著しく低下させます。年齢や性別に関係なく生成されますが、50代以上の人の骨格筋には潜在トリガーポイントが多く存在します。中年後期ぐらいから筋肉の柔軟性がなくなり、身体が硬くなるのはこのためだとも言われています。

トリガーポイントを処置せずに放置したままでいると、波及トリガーポイントが徐々に増殖していって症状を複雑にし、どれが最初に生成されたトリガーポイントか分からなくなってしまいます。

また、トリガーポイントがある部位に症状が現れる場合と、離れた場所に症状が現れる場合の2パターンがあります。前者であれば、患者の訴えをもとにして触診していけば良いのですが、後者の場合は、経験とスキルでしか患部を見つけることができないため、やっかいです。この後者のケースが「関連痛」と呼ばれるものです。まるで地震のように震源から離れたところに異常が起きることから、トリガーポイントは「痛みの震源地」とも

図10　トリガーポイントと関連痛エリア

（例：小殿筋のトリガーポイント）

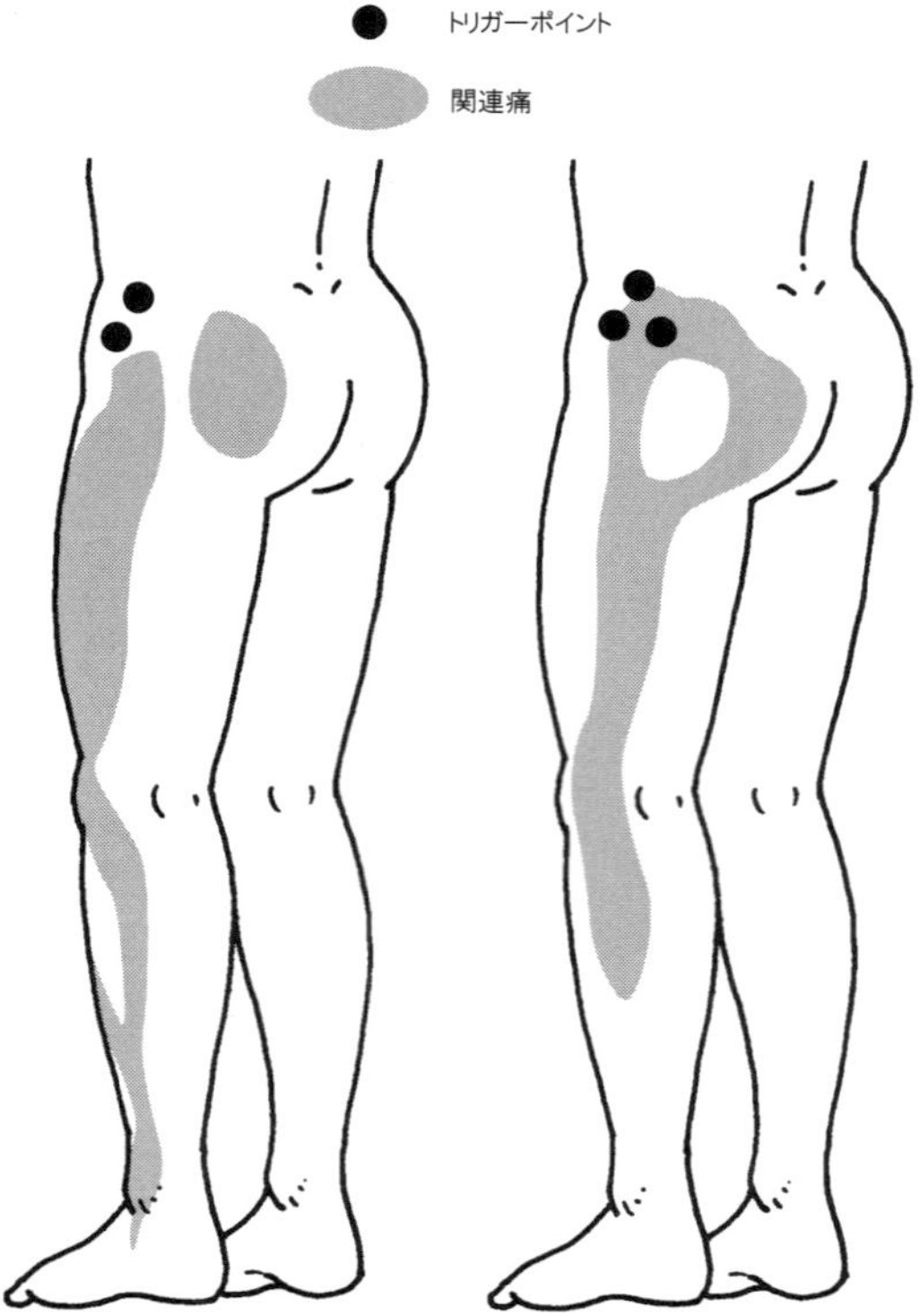

トリガーポイントは、存在する部位のみならず、離れた部位にも痛みや痺れを生じさせる場合があるため、「痛みの震源地」とも称される。

言われています。

トリガーポイントができるまで

トリガーポイントの生成過程については諸説があり、完全には解明されていません。しかし、一般的には、習慣的な不良姿勢や拘束姿勢によって、特定の部分に伸張・短縮などの強いストレスがかかり続けるためだと考えられています。ストレスを受けた部分では筋肉の内圧が上昇して筋膜が硬化し、毛細血管や神経を圧迫して血流を低下させます。そして、活性酸素や発痛物質（ブラジキニン、ヒスタミンなど）が生成・滞留して、神経を刺激して痛みや炎症を引き起こします。この痛みがさらに血管に収縮を起こさせるという悪循環に陥り、この状態が長期に及ぶと線維部分にトリガーポイントが生成されるのです。

筋肉は骨や筋膜などに囲まれて、ひとまとまりの区画（コンパートメント）を形成しています。この区画内全体の圧力が高くなると、作用する筋肉と拮抗《きっこう》する筋肉が固まってしまうため、筋肉が効率良く伸縮しなくなり、関節の動きも著しく制限されます。これをコンパートメント症候群と言います。前腕や下腿《かたい》などの複数の区画が存在するところで起きやすいとされています。

慢性の腰痛症患者は、例外なく頭が前に出て猫背になっているので、脊柱起立筋がコンパートメント症候を起こしていることがあります。こうなると、上体を反らすにも屈めるにも痛みを感じるので、さらに悪い姿勢のままになってしまいがちです。

コンパートメント症候を起こしている筋肉では、トリガーポイントの生成や再活性が起きやすく、また、コンパートメント症候群を放置すると神経麻痺《まひ》や筋肉の繊維化（弾力性を失うこと）に至ることもあるので、早急に姿勢を正すための意識と環境を改善する必要があります。

なぜ、いつも同じところが痛むのか

よく「いつも同じ場所が痛くなるのはなぜか？」と質問を受けますが、これには2つの原因があります。

1つめは、ダメージの蓄積によって組織が変性した部位（トリガーポイントなど）には、発痛物質や神経を過敏にさせる物質が滞留していて、痛みを感じるレベルが低下しているからです。つまり、長期間ストレスにさらされた組織は、刺激に対して過敏に反応するようになってしまうのです。

2つめは、痛みが生じた筋肉を保護し、痛みを回避しようという脳の指令が、逆効果となることです。ある筋肉で痛みを感じると、脳はその周囲の筋肉を固めて添え木のような役割をさせ、患部である筋肉の伸縮を制限しようとします。これを「マッスルガーディング」と言います。このマッスルガーディングをそのままにしておくと、異常な短縮が残ってしまい、血流も滞ったままとなります。この血流不全を放置しておくと、やがてその筋肉自体が痛みを出す「筋スパズム」に陥り、その痛みによって姿勢と動作フォームが完全に狂ってしまいます。そうして、この部分に「筋肉の緊張→血流の低下→痛み→緊張の増加→血流のさらなる低下→痛みの増大」という負の連鎖が生じ、同じ部分での痛みが継続してしまうのです。もちろん、このような部位ではトリガーポイントも生成されやすくなります。

また、多裂筋などの腰椎を安定させるローカル筋群がスパズムとなると、腰椎の椎間関節の安定性と支持性が損なわれて、ふとしたはずみでギックリ腰を起こしやすくなります。

トリガーポイントの関連痛エリア

トリガーポイントは決まったエリアに関連痛を生じさせるわけですから、その規則性を知っていれば、最初に痛みをもたらした活性トリガーポイントを見つけやすくなるでしょう。ここでは腰痛症の原因となる代表的なトリガーポイント（ＴＰ）と、その関連痛エリアやケアの方法などを紹介していきましょう。

仙骨周辺と臀部の外側に痛みが出る腰方形筋のＴＰ

腰方形筋《ようほうけい》は、腰椎の左右にある長方形の筋肉で、腰椎の安定に関係があります。この筋肉はおもに上体を側屈させたり、骨盤の片側を引き上げたりする働きをしますが、多くの場合、左右の腰方形筋の長さには差が生じやすく、腰椎を引っぱる力が非対称的になりがちです。この筋肉にＴＰがあると仙骨周辺と臀部《でんぶ》の外側に関連痛が現れます。大抵の腰痛はこの筋肉にできたＴＰが原因です。

座って仕事をする人や車の運転を仕事にしている人は、骨盤を片側にスライドさせた座

図11　腰方形筋のTP

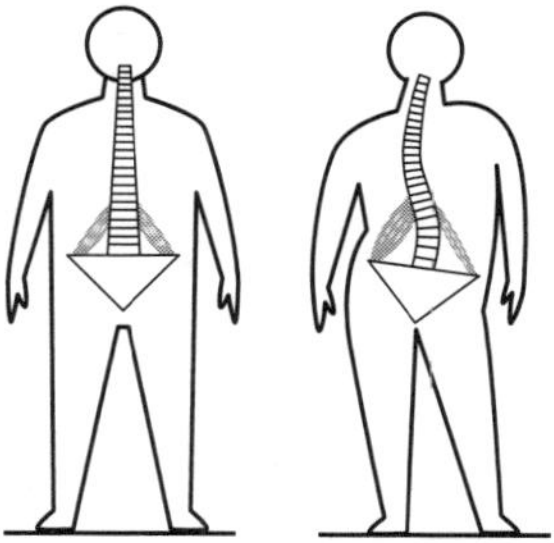

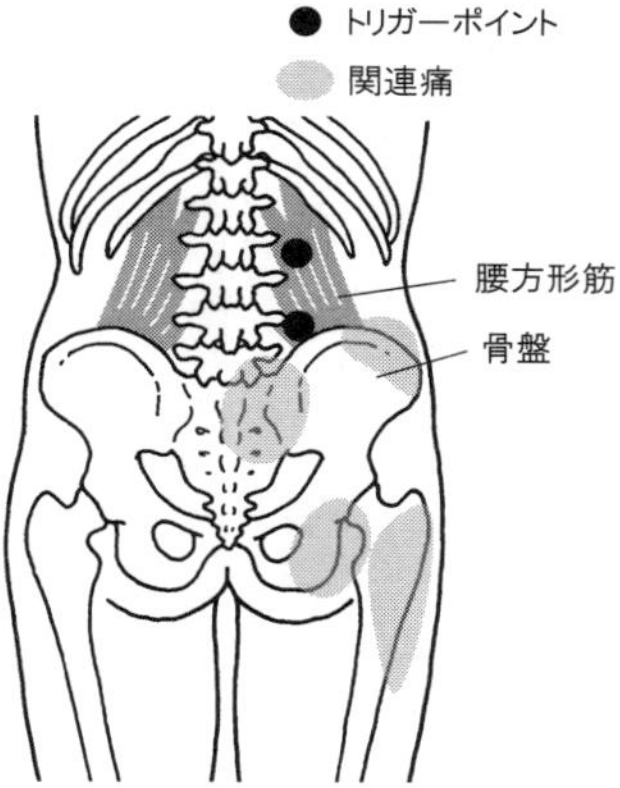

腰方形筋は脊柱の傾きをコントロールする。片側の腰方形筋が短縮すると、骨盤の水平性が損なわれ、脊柱が彎曲する。

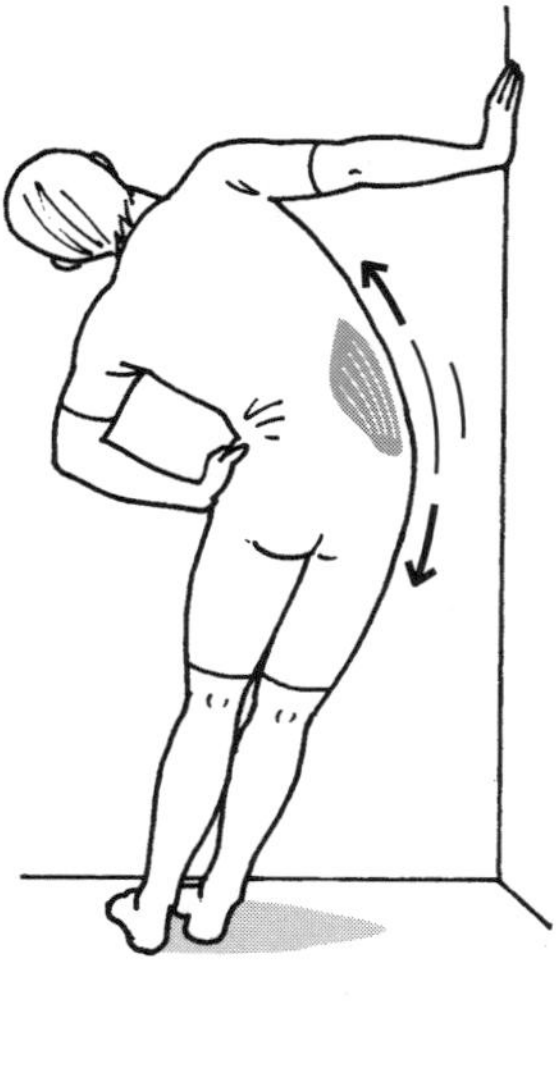

〈軸足側の腰方形筋のストレッチ〉

軸足側の腸骨（腸骨が高い方）を壁側にして立つ。壁についた腕の肘が曲がらないように気をつけながら、反対側の手で腸骨を摑んで壁に向かって強く押す。上体を壁と反対側に側屈させると良く伸びる。20秒間。
※軸足の見分け方は88ページコラムを参照のこと。

り方をしたり足を組んだりしていることが多く、片側の腰方形筋が短縮してTPを生成させる原因になります。

立ち仕事の人にも片側の足に重心をかけて立つ癖があり、重心のかかっている足（軸足）側の腰方形筋が短縮して、骨盤を引き上げているケースが多いのです。職業的には、美容師やカメラマンなどに多く見られ、骨盤が片側にスライドしているケースがほとんどです。こういう人たちには、仰向けに寝た時に足が短くなっている側の腰方形筋にトリガーポイントができていることがよくあります。左右の足の長さに1・3㎝以上の差がある人は、腰痛を患う確率が高くなります。

TPセルフケア①

座って仕事をする場合は、足を組む時に上になる足の側の坐骨《ざこつ》の下に、厚さ2㎝くらいにたたんだタオルを敷くと、骨盤が水平に保たれて足を組むことがなくなります。

立位の時は、短い方の足の下に厚さ1㎝程度の木やゴムの板を置いて骨盤の水平を保てば、体幹の傾きを是正できます。骨盤が水平になることによって肩峰《けんぽう》（鎖骨の先端部分）も水平になるので、頸肩部のこりも改善されます。また、軸足側の腰方形筋のストレッチ

図12　骨盤の傾きをタオルで調整する

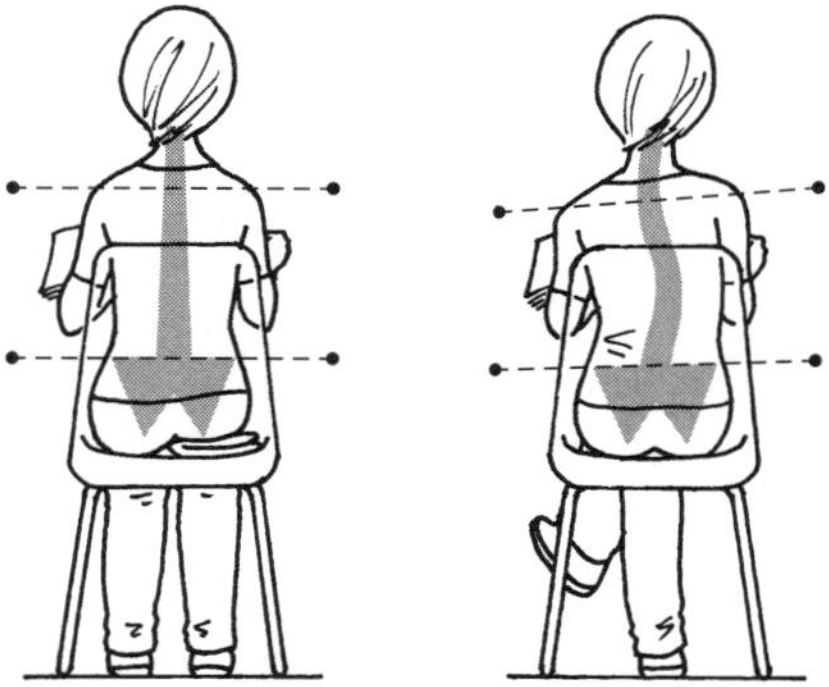

片方の坐骨（このイラストでは右側）の下にタオルを入れると傾いていた骨盤と肩峰が水平になり、足を組まなくても良くなる。

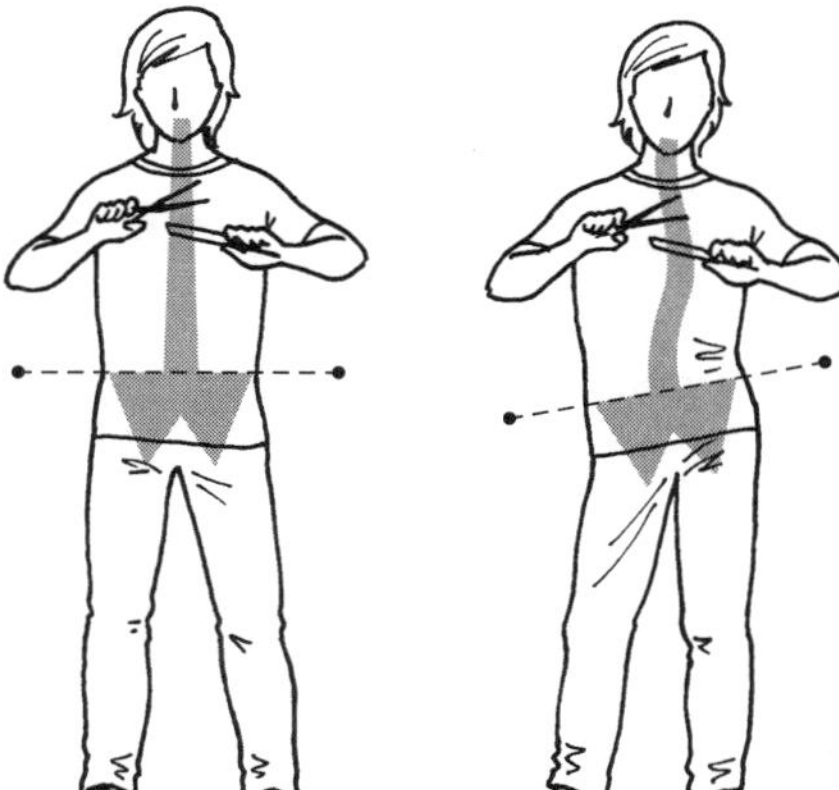

左足に荷重する癖が骨盤の右側を下げている。右足の下に1cm程度の板などを置くことで骨盤と肩峰が水平になる。

コラム③　軸足と利き足の見分け方

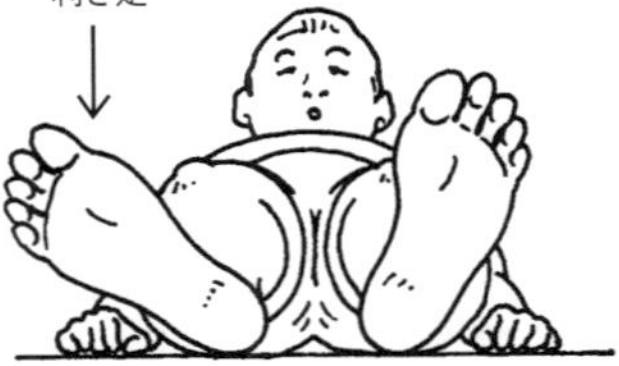

仰向けに寝て、左右のつま先の開き具合をチェックします。つま先がより外側に向いている方が利き足、比較的内側を向いている方が軸足です。一般的に、利き足の膝はまっすぐに伸びにくく、膝と床の隙間が大きく空きます。また、仰向けに寝た時に利き足を「くの字」に曲げて寝る人が多いのは、利き足側の腸骨が軸足側に比べて下がっているからです。このページで紹介するつま先の開きを矯正するストレッチを行うと、骨盤の捻じれが改善され、骨盤と肩峰の傾きも是正されます。

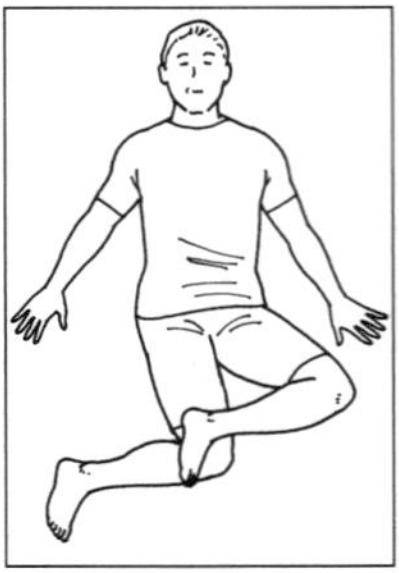

利き足側のストレッチ（中・小殿筋）

仰向けに寝て、利き足の膝を曲げて内側に倒す。軸足を利き足の膝の外側にのせて床に向かって軽く押す。20秒間キープしたらリラックス。

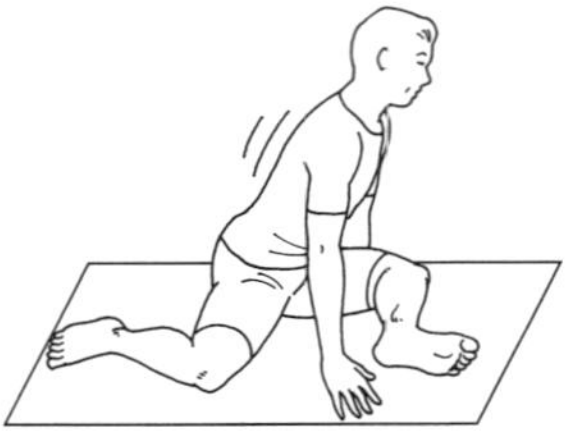

軸足側のストレッチ（大殿筋）

軸足を前に出して膝を90度に曲げ、後ろの足も90度に曲げる。軽く腰を反らしたまま上体を前屈させる。20秒間キープしたらリラックス。

を頻繁に行うと、左右の骨盤の高さが同じになり、脊椎の側彎《そくわん》も解消できます。

腰方形筋にできたTPを直接的にケアする場合は、野球のボールかテニスのボールを床に置き、その上に横向きで寝てTPに当てるようにします。

腰椎の両脇あたりに痛みが出る腸腰筋のTP

腸腰筋《ちょうようきん》は腰椎と股関節にまたがって付着する筋肉です。

一般的には軸足側の腸腰筋が短縮しやすく、その場合には、膝を高く引き上げた時に鼠径《そけい》部に詰まるような違和感を感じます。椅子などに浅く腰かけて上半身をくの字に曲げた姿勢でいると、腸腰筋が短縮し、TPが生成されやすくなります。また、長時間座っていることの多い人は、この筋肉にTPが生成している可能性が高いと言えます。

腸腰筋にTPが生成されると、腰椎の両脇《りょうわき》から仙骨のあたりまで、ピリピリとした痛みが広がります。

TPセルフケア②

腸腰筋は深部にある筋肉なので、自分で直接TPに触れてケアすることは困難です。図

図13　腸腰筋のTP

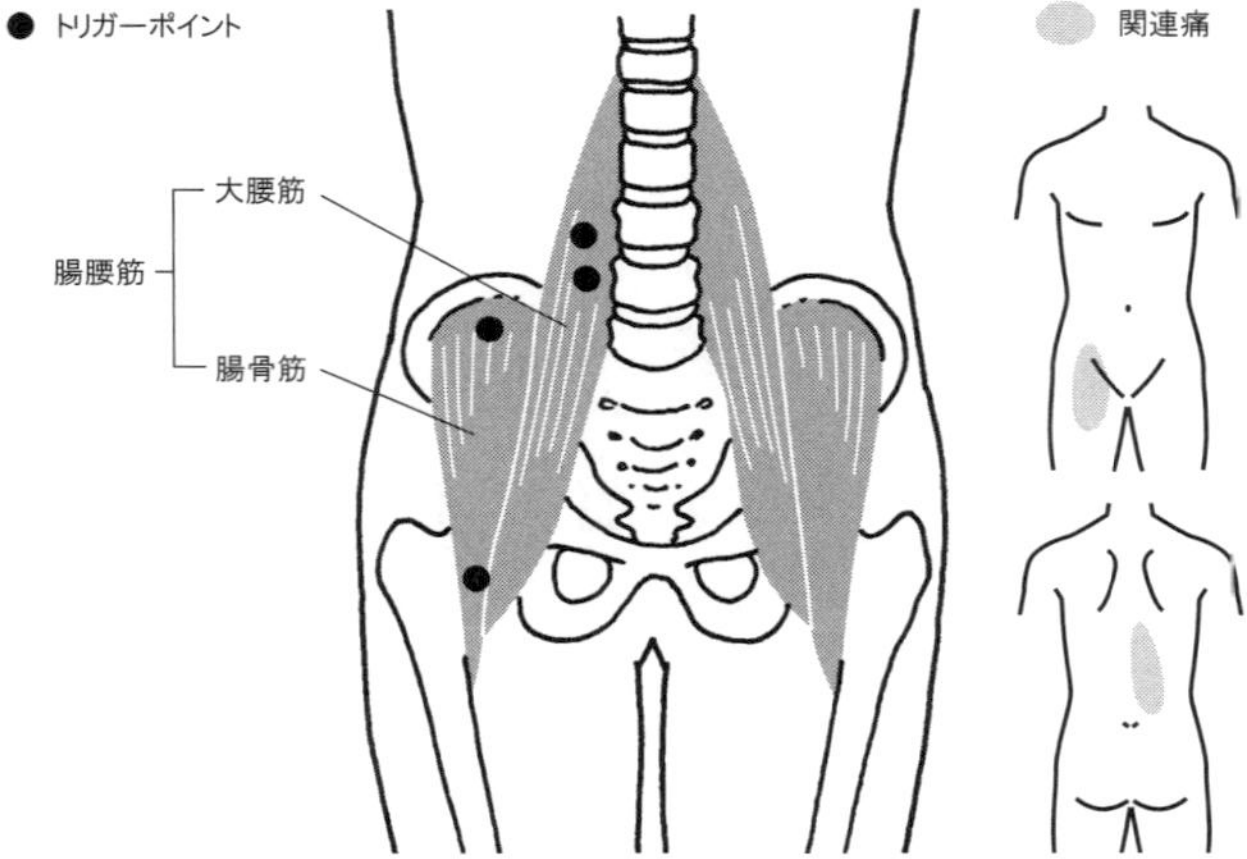

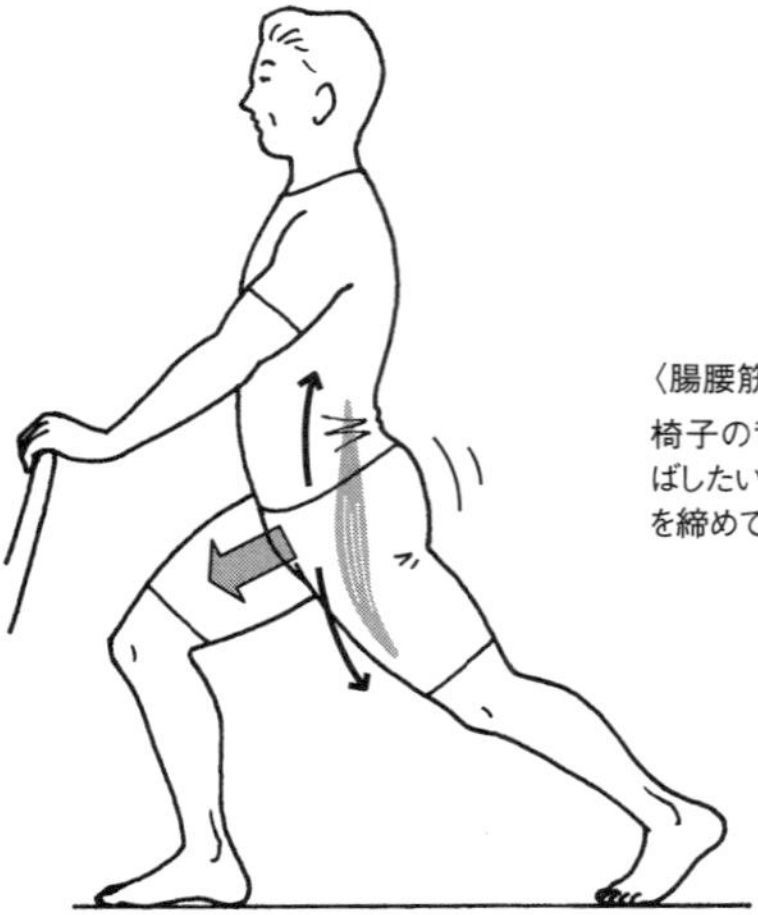

〈腸腰筋のストレッチ〉
椅子の背もたれを片手で摑んで、伸ばしたい足を後方に引き、尻（肛門）を締めてから骨盤を前方に押し出す。

13のように椅子の背もたれに片手で摑《つか》まって、ストレッチする側の足を後方に大きく開きます。次に、尻（肛門）を締めて骨盤を固定してから、ゆっくりと骨盤を前方に押し出していきます。こうして、短縮した腸腰筋を伸ばすことがＴＰのケアにつながります。

臀部に痛みが広がる大殿筋のＴＰ

人間は大殿筋が発達したことによって、直立二足歩行が容易になりました。実は、腰痛を患うか否かは、立っている時に意識的に尻（肛門）を締めているかどうかにかかっているのです。尻を締めると骨盤と体幹の前傾を抑制できますが、腰痛を患っている人の大半は大殿筋が脆弱《ぜいじゃく》になっているために、より前傾姿勢になりやすいのです。

大殿筋のＴＰは、おもに仙腸関節の両端に疼くような痛みを発生させますが、場合によっては坐骨神経痛に似た症状が出ることもあります。また、悪化すると歩行時に足が抜けるような感覚に襲われることがあります。

ＴＰセルフケア③

図14のようにテニスボールのような弾力性のあるボールを床に置いて、その上に寝てＴ

図14　大殿筋のTP

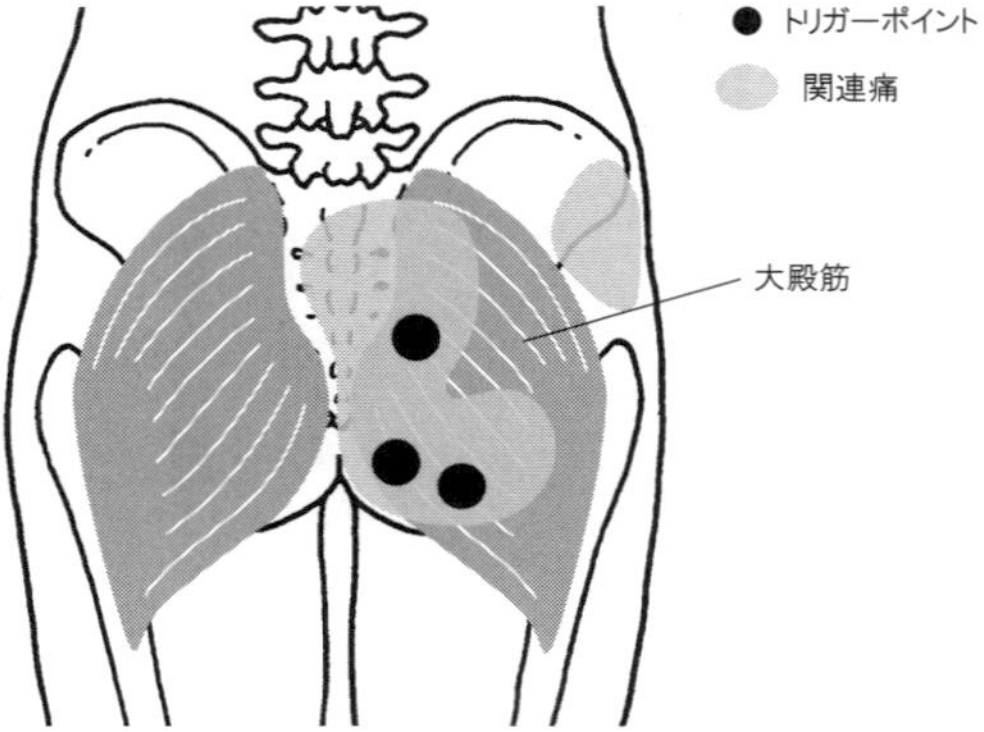

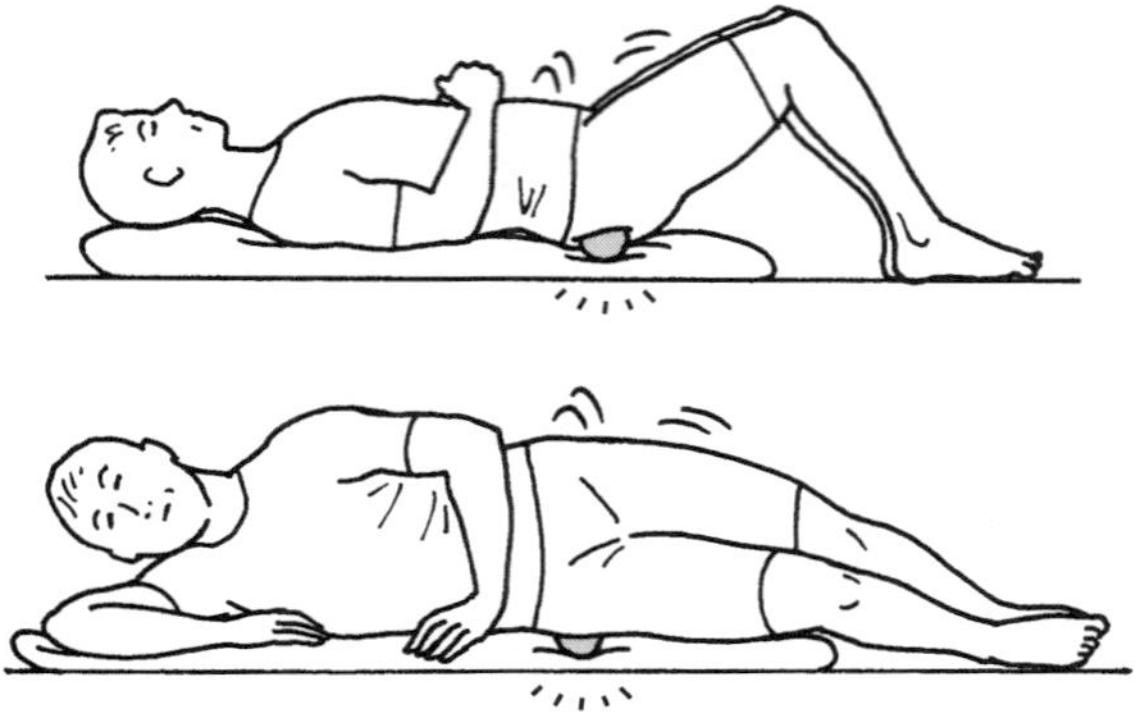

〈大殿筋TPのセルフケア〉

大殿部の下にテニスボールなどを置いて仰向けに寝る。上体を回転させたりしながら「痛気持ちいい」部分を見つけ、その場所を30秒間圧迫する。

Pを30秒間圧迫した後に、ストレッチすると良いでしょう。

太ももの外側から脛の外側にかけて痺れが広がる中・小殿筋のTP

中・小殿筋の主な働きは、歩行中に地面を蹴《け》った足からの突き上げの衝撃を和らげたり、接地している足側の腸骨を固定して、宙に浮いている足側の腸骨を上げたりすることにあります。階段を上っている時などには、接地している側の中・小殿筋が働いて骨盤の傾斜を抑制しています。

この筋肉が機能不全を起こすと「ダックスウォーキング」と呼ばれる、お尻が左右に大きく振れる歩き方になります。そして股関節に付着する小・中殿筋内でTPが活性化すると、太ももの外側と脛《すね》の外側に痺れが出ます。この症状が坐骨神経痛と誤診されるケースはたくさんあります。また、小殿筋のTPの場合、腰椎2～4番の間で起きた椎間板ヘルニアとよく似た症状が出るため、ヘルニアと診断されてしまう可能性もあります。

さらに、これらの筋肉にできたTPが局所的に深い痛みを出す場合、医師は股関節の構造的な問題による症状だと思い込んでしまうこともありますが、実際には軸足と反対側の足の中・小殿筋が短縮・硬化しているケースが多いのです。人工股関節の手術を勧められていた患者に対して、股関節周辺のTPの処置を行い、軸足を今までと逆にするように指導したところ、股関節周辺に出ていた症状が消失するケースが多くありました。

TPセルフケア④

図15のように、階段の段差を利用してストレッチすると、これらの筋肉にできたTPを効果的にケアすることができます。また、就寝時には両足の間に枕を挟んで横向きに寝ると良いでしょう。股関節の下にボールを置き、先の大殿筋のケアと同様、患部のTPを30秒間圧迫した後に、ストレッチをすると良いでしょう。

坐骨神経痛のもとになる梨状筋のTP

梨状筋《りじょう》は坐骨神経の上を通過しているため、この筋肉が短縮すると坐骨神経を圧迫し、臀部から踵《かかと》にかけて痛みや痺れが走る症状が出ます。これがよく言う坐骨神経痛です。これまで数多くの坐骨神経痛症状を訴える患者を診てきましたが、梨状筋にできたTPを圧迫して散らすか、ハムストリングスの中心から膝の間（内側）にある大きなTPを散らし

図15　その他の筋肉のTP

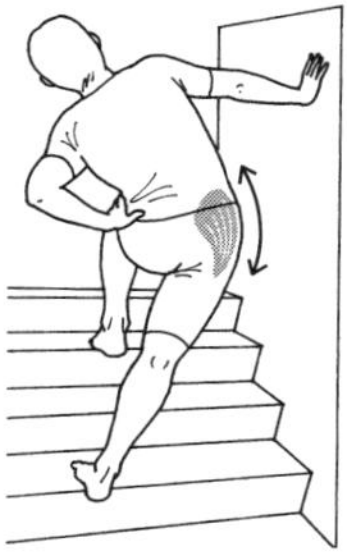

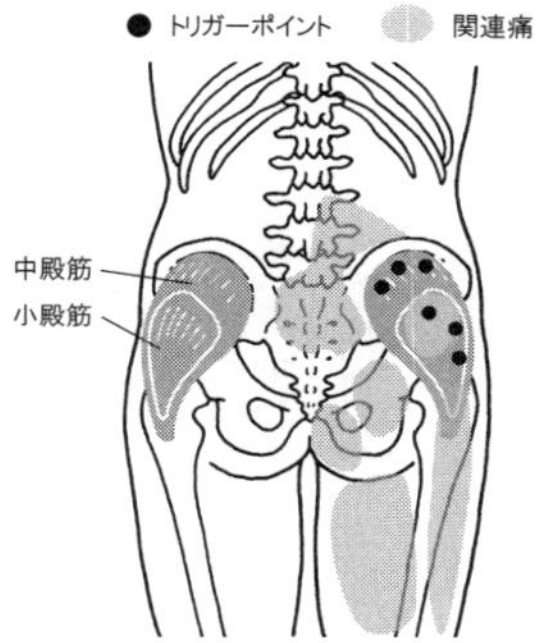

〈中・小殿筋のストレッチ〉

階段に立ち、ストレッチする側の足を1段下に、同じ側の手を手すりか壁に当てる。反対側の手は骨盤に置いて、手すり（壁）に向かってゆっくりと押す。20秒間。

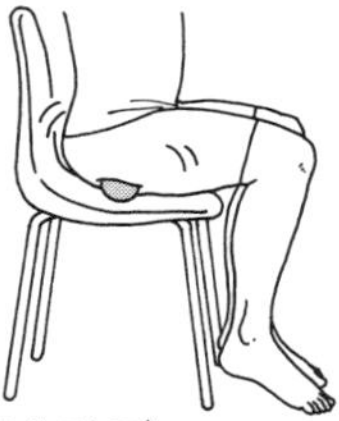

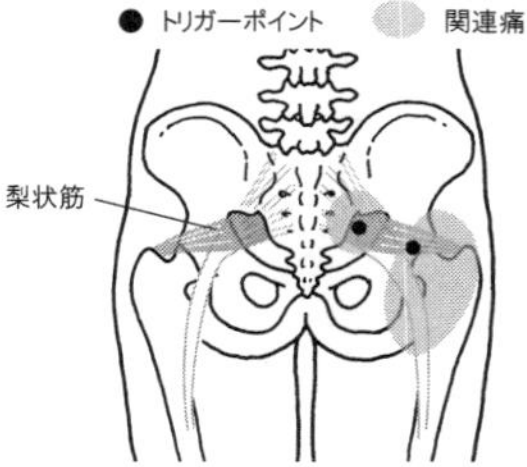

〈梨状筋TPのセルフケア〉

椅子に座り、坐骨と尾てい骨の間にテニスボールなどを置き、痛気持ちいい部分を圧迫する。

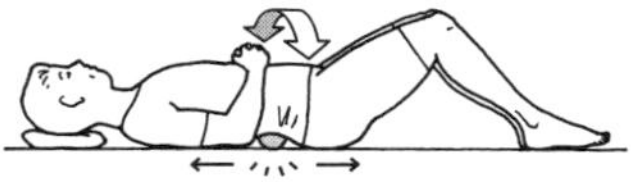

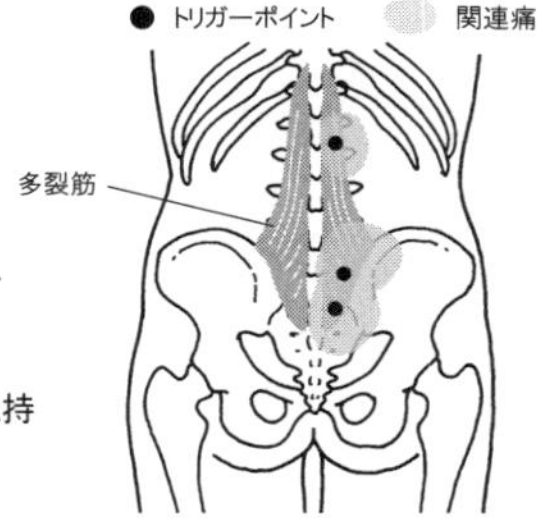

〈多裂筋のセルフケア〉

ゴルフボールなどを利用して、仰向けに寝て痛気持ちいい部分を圧迫する。

てから、両方の筋肉をじっくりストレッチすると、ほとんどの症状が消失します。

TPセルフケア⑤

梨状筋は奥にある細くて小さな筋肉なので、TPを直接ケアするのは少し難しいかもしれません。テニスボールくらいの硬さと大きさのボールを座面に置き、坐骨と尾てい骨の間を狙《ねら》って押すと良いでしょう。

動作を切り替える時に痛みが生じる多裂筋のTP

多裂筋は脊柱の際《きわ》にあるローカル筋で、腰椎部分の5つの骨を安定させる、大事な役目を果たす筋肉です。腰椎が理想通りの前彎を維持し、何らかの動作によって損傷することのないようにするためには、多裂筋が正常に機能する必要があります。この筋肉が過剰に緊張したりTPを生成したりすると、動作の切り替えをする時に強い痛みが生じるため、軽いストレッチや低強度のエクササイズすら行えない場合もあります。

多裂筋に問題がある患者は、「腰椎の骨が痛い」「関節がグリグリと動く感じがして不安」「仙骨の上あたりがモヤモヤと痛む」などと訴えます。

TPセルフケア⑥

多裂筋は腸腰筋の短縮によっても緊張するので、多裂筋が緊張している人は、ときどき先に紹介した腸腰筋のストレッチをすると良いでしょう。多裂筋のTPを不活性化するには前傾姿勢を避け、動作をする前に下腹を「引き込む」、もしくはおしっこを途中で切る時のような感じで下腹に軽く力を入れるように心がけると、多裂筋にかかる負荷が軽減されます。この時、脊柱起立筋に指を当てて、第2章68ページのコラムにある要領で筋肉の緊張具合をチェックするのも良いでしょう。

また、図15のように、ゴルフボールのような硬く小さなボールを床に置いて、その上に仰向けに寝て多裂筋のTPを圧迫すれば、症状を緩和させることができます。

背腰部痛のもとになる脊柱起立筋のTP

これまでも述べてきたように、習慣的な猫背姿勢によって、一番負担がかかるのが脊柱起立筋です。このため、この筋肉にはTPが生成されやすく、意識的に前傾姿勢や猫背を改善しないとTPが永続的に悪さをします。脊柱起立筋にTPができると、背中から腰に

図16　脊柱起立筋のTP

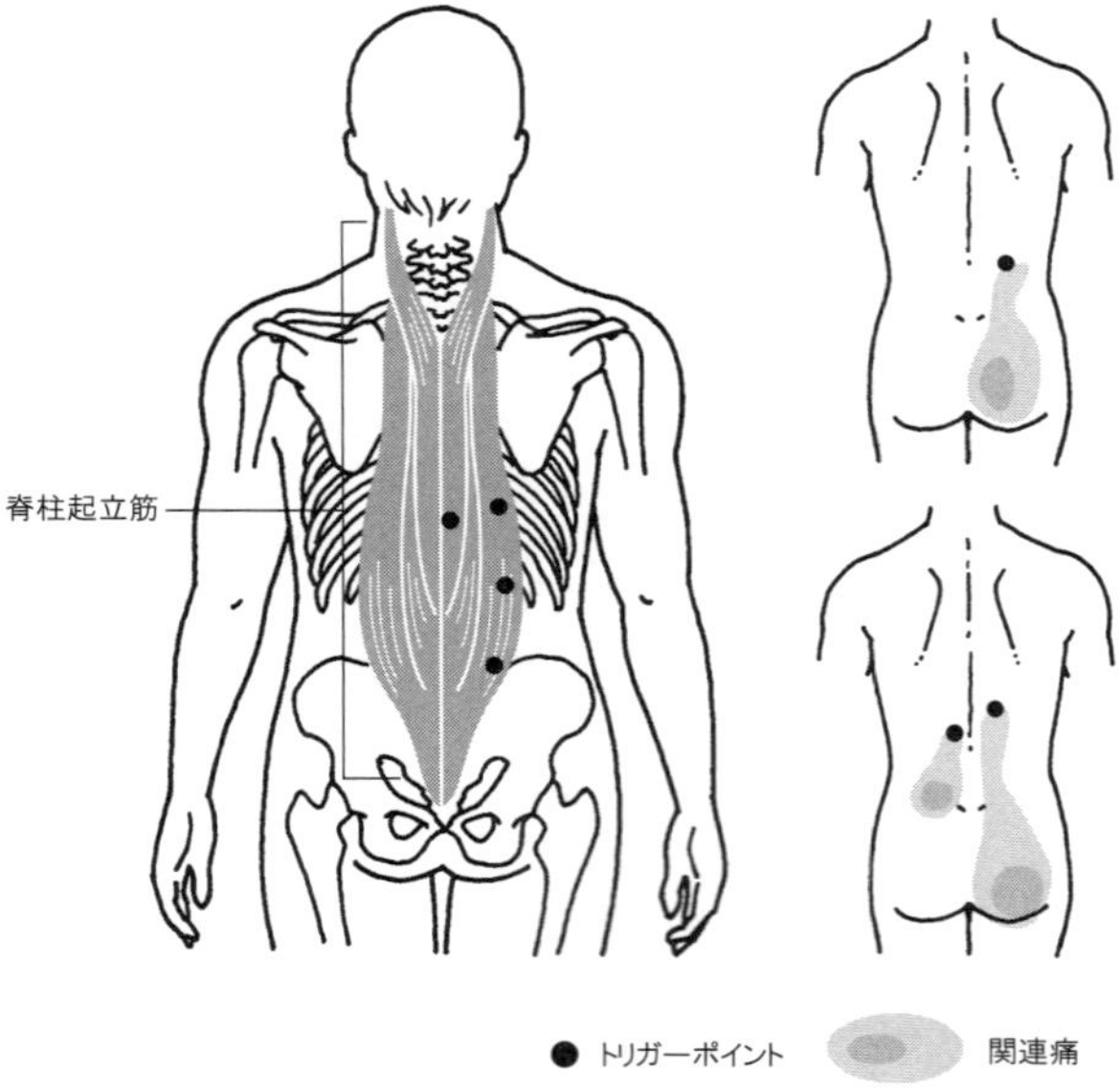

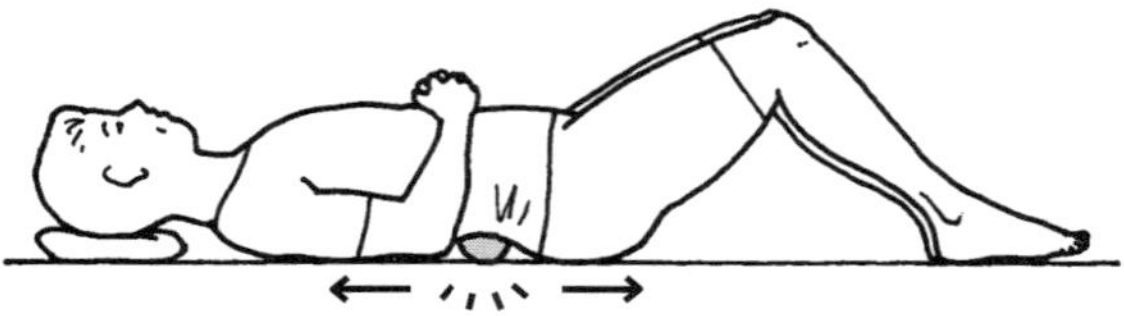

〈脊柱起立筋TPのセルフケア〉

ストッキングなどにゴルフボール程度の大きさのボールを2個入れて床に置き、その上に寝る。脊柱の両脇を、仙骨から頭部の間を往復しながら圧迫していく。「痛気持ちいい」ところがあれば30秒間圧迫する。

かけて痛みや痺れが出ます。

TPセルフケア⑦

図16のように、ゴルフボールのような小さめのボールを2個使って、TPを圧迫すると良いでしょう。座っている時は深く腰かけ背もたれに寄りかかるようにいつも心がけて、脊柱起立筋に伸張性のストレスを与えないことが大切です。

TPセルフケアのポイント

本来、TPを自力で治療することは難しいのですが、これまで紹介してきたようなセルフケアを日常的に行っていけば、徐々にではあっても症状は改善されていきます。毎日、1か所1～2分間ほどで十分です。1日何回行ってもかまいません。

TPの治療で最も大事なのは、TPがある場所を正確に突き止めることです。例えば、TP生成率の高い肩甲骨の内側の場合は、床にゴルフボールやテニスボールを置き、その上に仰向けに寝て、ボールを背中で転がして患部の周辺を圧迫しながら、痛みや痺れなどの症状が出るポイントを探っていきます。TPに的確に圧力が加わると、「ああ、ここだ！」「痛いけど、効く〜」という、何とも言えない感覚を感じることができます。誰かに頼んで、症状の強い部分の周辺を親指で指圧しながら探してもらうのも良いでしょう。

ＴＰが見つかったら、まずはそのポイントを10〜30秒程度圧迫してください。しこりのある部分に滞留していた発痛物質が押し流され、興奮していた神経も鎮まっていきます。そして、圧迫した後にはＴＰ周辺の筋肉を優しくストレッチしてください。こうすることで、筋細胞に新しい血液が入って酸素と栄養が供給され、回復を促進させます。

この作業を何度か繰り返すとＴＰは非活性化され、少しずつ縮小して潜在的なものへと移行していきます。

これまで見てきたように、ＴＰは実にさまざまな痛みの原因となっています。もちろん、運動器官の痛みや痺れの全てをＴＰのせいにはできません。しかし、ＴＰの概念や対処方法、セルフケアの方法を知っていれば、積年の苦しみから解放される人は多いはずです。

第４章　正しい姿勢の人はいない

姿勢を変化させることが大切

姿勢についての本を書いたり講演をしたりしていると、「伊藤さんはいつも完璧《かんぺき》な姿勢でいられるのですか？」と質問されることがありますが、ときどき姿勢を正しい位置に戻している程度で、油断すればひどい格好になっています。

多くの人は「ずっと正しい姿勢を維持しなければいけない」と誤解しがちですが、正しい姿勢であっても長い間その姿勢のままでいるのは望ましくありません。拘束された姿勢でいると、筋肉のポンプ作用が著しく低下して、全身の血液循環が悪くなってしまうからです。

そもそも人が完全に静止することはなく、常に前後左右に揺れているわけで、姿勢もその揺れの範囲の中で変化して当然なのです。ずっと悪い姿勢でいるのは困りますが、正しい姿勢をとる時間をときどき間に入れれば良いのです。

崩した姿勢を正しい姿勢に戻すことを「リポジショニング」と言います。多くの人がこのリポジショニングを行っておらず、同じ部分に負担をかけ続けているのです。

正しい姿勢の人はいない

あるバレエ団のメディカルトレーナーをしていた頃、定期的にソリストクラスのダンサーたちの姿勢分析を行っていました。一般的に「バレリーナは姿勢が良い」というイメージがありますが、実際にはほぼ全員が正しい姿勢からは大きく逸脱した、バレエダンサー特有の不良姿勢になっていたのです。脊柱《せきちゅう》の彎曲《わんきょく》を3次元で測定する機器を使いながら、骨盤の傾斜と腰椎《ようつい》のカーブを調整していくと、「えっ、こんなに骨盤を前傾させるんですか!?」「うそっ、ずっと間違った姿勢をしていました。たしかに……この姿勢ならば腰に負担がかからないですね」というような反応が頻繁にありました。

フィギュアスケーターの場合も同じです。脊柱の柔軟性は一般人よりも遥かに高いのですが、普段もパフォーマンスしている時の姿勢が残ってしまって、腰部に大きな負担を強いている選手がたくさんいます。

また、旅館の女将さんや華道の先生などは、着物姿で背筋が伸びて理想の姿勢に見えますが、実際に姿勢を分析してみると常にウエストを帯で締めつけているために、仙骨の前傾がなくなって腰椎の前彎が消失した「フラットバック」になっているケースが多いのです。これはTVのキャスターやモデルにも当てはまる現象です。

このように、世間から「美しい姿勢の代表」と思われている人たちであっても、解剖学的に正しい姿勢ではなく、見かけ上の美しい姿勢であることが多いのです。せっかく姿勢を正そうとする意思があるのに、正しい姿勢の基準を知らないがために、一生誤まった姿勢で過ごす羽目になるのは、勿体《もったい》ないことです。

姿勢のメカニズム

人間の姿勢を理解するには、骨格を物に置き換えると分かりやすくなります。図17で示されている2本の棒は2本の足を意味し、その上にのっている3つの箱は下から骨盤、上体、頭部を表したもの、2本の棒と3つの箱をつないでいるバンドは、箱がずり落ちないようにするための伸縮性のあるテープで、筋肉や靭帯《じんたい》を表しています。

正しい姿勢の時は2本の棒が左右同じように立ち、その上の3つの箱がまっすぐに積み重なっているので、右側のテープと左側のテープの張力はそれぞれ均等になります。しか

図17　荷重の変化と骨格の歪み

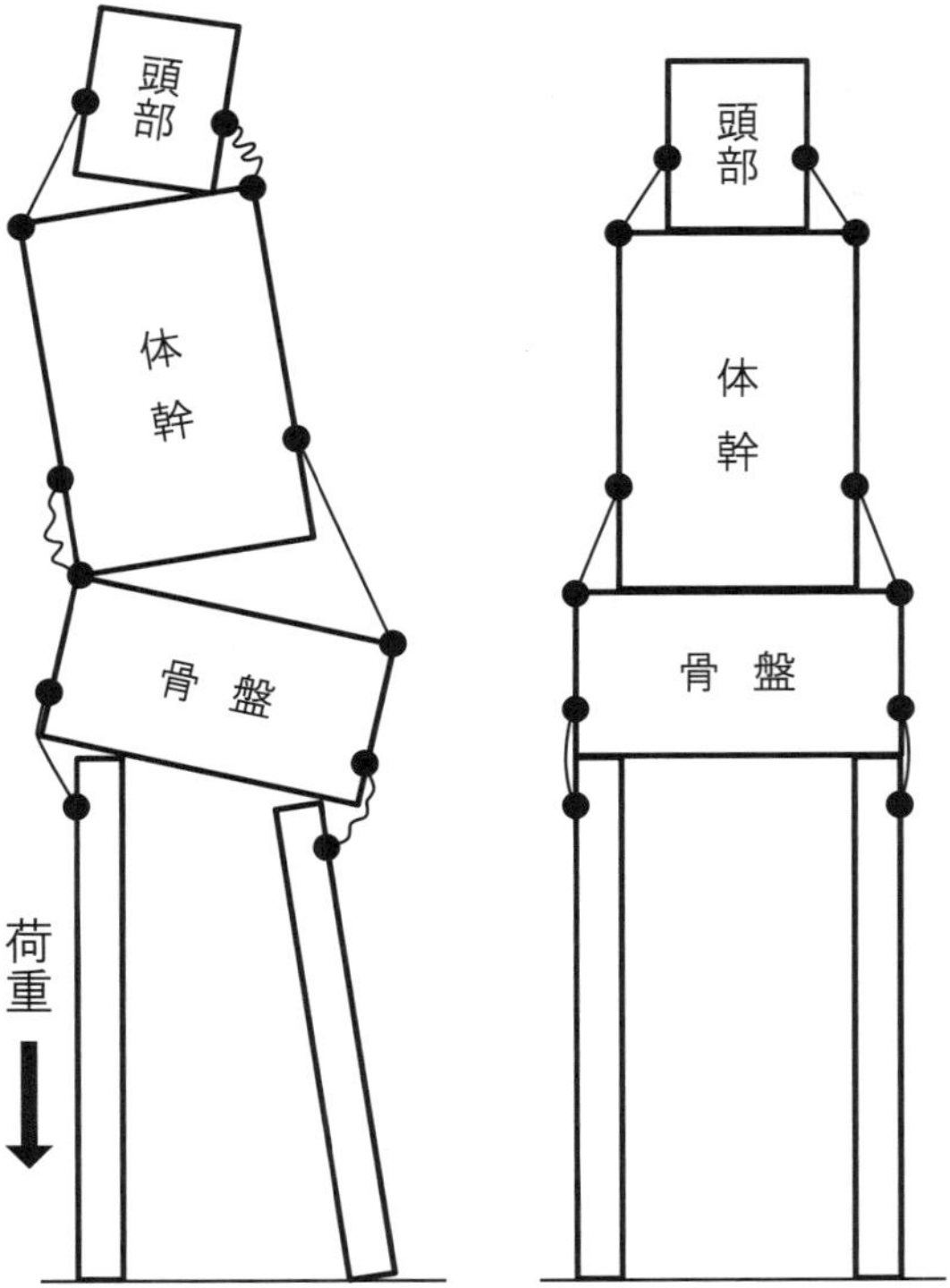

右足に荷重した場合、最下段の箱は右にスライドし、その上の2つの箱の位置と傾きも変化する。この変化に伴って、箱を固定しているテープの張力が左右でアンバランスになる。

し、いずれかの箱に位置や傾斜などの変化が生じた途端に、他の箱の位置と傾斜、向きも変化します。

例えば、片足に荷重して立とうとすれば2本の棒の位置が変化し、それに連動して最下段の箱は荷重した足の方へスライドするので、中段の箱はバランスを取るために反対側にスライドします。さらに中段の箱がスライドしたことによって、上段の箱も中段とは逆の側へとスライドします。箱の位置が変化すると、テープも2点間の距離が離れて引き伸ばされるものと、2点間の距離が近くなってたるむものが出てきます。このような状態が持続すると、引っぱられ続けたテープは、時間の経過とともに延び切って、元の長さに戻る能力を失ってしまいます。これが第2章でも述べた、靭帯などがクリープした状態です。

そして、反対にたるんだテープは萎縮《いしゅく》して伸びることができなくなります。

身体の正面から見た骨格の歪み

皆さんは、どちらの足に体重をかけて立ちますか？　いつも同じ側の足に荷重していませんか？

身体の正面から見た骨格の歪《ゆが》みは、軸足と利き足（蹴《け》り足）の存在によって生じます（第3章88ページのコラム参照）。軸足は体重を支えたり跳ぶ時に踏み切ったりする役割を担っていて、利き足はいろいろな動作をするという役割を担っています。軸足は踏み込むような動作が多いので、大腿《だいたい》の前面と大殿筋がよく発達し（実際に軸足の尻と太ももはサイズが大きくなります）、利き足は前後に蹴り出すような動作が多いので、大腿部の後面がよく発達するのです。

陸上のトラック競技や氷上のスピードスケートは、全て反時計回りになっていますが、これは左足が軸足で右足が利き足の人（大半がこのパターンです）のために設定されたルールであり、以前、時計回りを試したところコーナーで転倒する選手が続出したそうです。

もし、人間が両足へ均等に荷重して立つ動物だったら、恐らく正面から見た骨格が歪むことはなかったでしょうが、大抵の人は長い軸足と短い利き足を持っています。足に長短があることによって骨盤の水平性が損なわれ、骨盤は低い方が前方に回旋（傾斜や捻《ね》じれ）するわけですが、先の3つの箱の話でも述べたように、この回旋を相殺するために上体や頭部もそれぞれ回旋します。このように身体の各パーツが協調してバランスを補うために、姿勢が複雑に乱れていくのです。

片足荷重を簡単に矯正する方法

軸足に荷重して立ってしまう癖を矯正するには、荷重する側の足を1歩前に出して立つだけで十分です。こうすれば自然といつもと反対の足に荷重するようになります。これまで荷重する足を替えてもらおうと、さまざまな工夫やアドバイスをしてきましたが、結局この方法が最も効果がありました。読者の方々にも、今すぐに実行していただきたい矯正法です。

医師が匙を投げる脊柱側彎症のしくみ

脊柱側彎症とは、正面から脊柱を観察した時に、脊柱がCの字やSの字に彎曲している状態です。側彎症には、思春期の頃に突発的に発症する構造的（先天的）なタイプと、生活習慣に影響を受けて発症する機能的（後天的）なタイプがあります。構造的な側彎症の矯正には矯正装具だけでは不十分で手術が必要な場合もありますが、機能的な側彎症は矯

図18　側弯症のセルフチェック

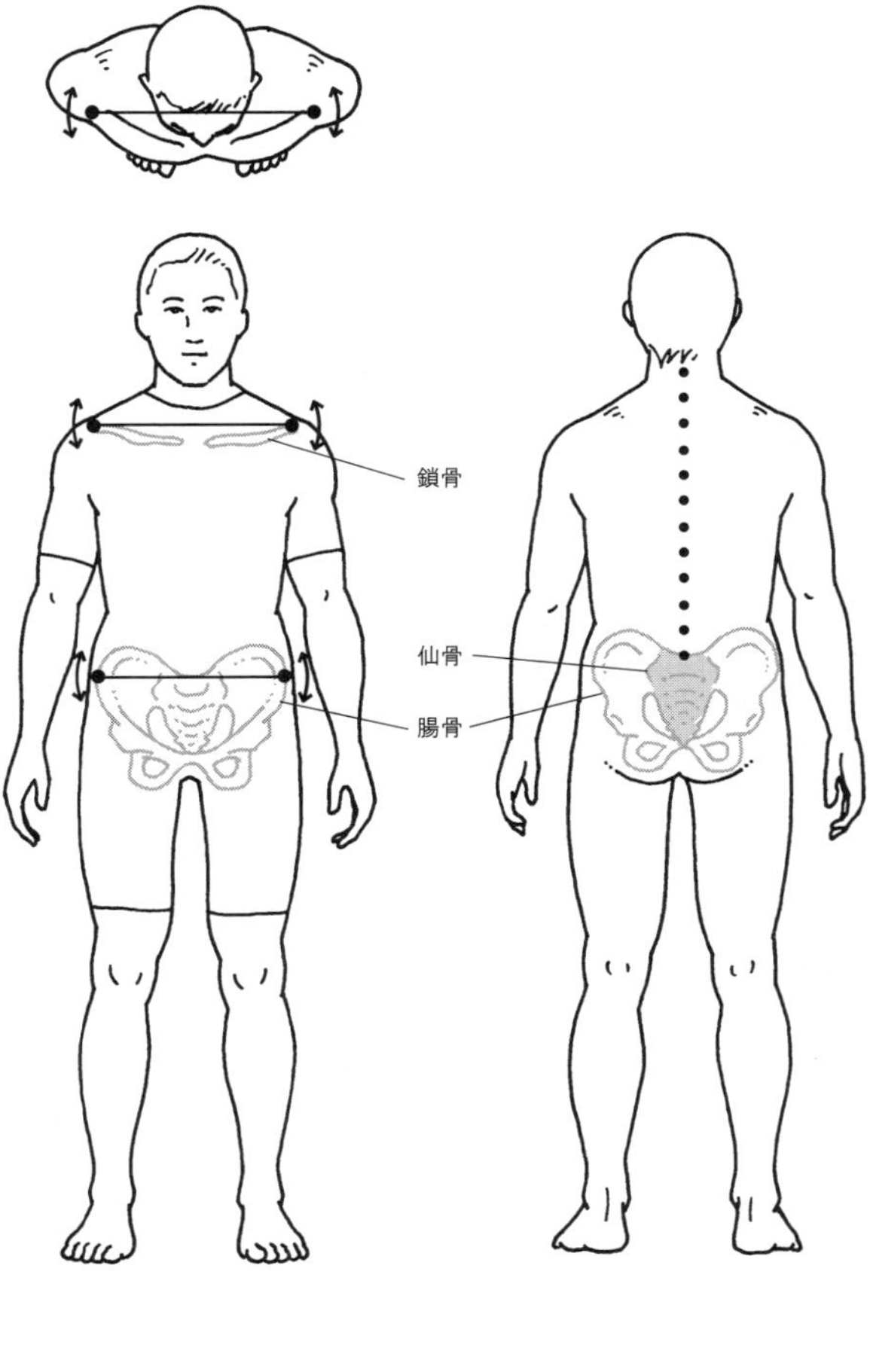

正することが可能です。

これまで側彎症の治療は、とても難しいと言われてきました。多くの整形外科医は、体の正面像を撮ったレントゲンの画像所見だけで「側彎症」と判断してしまうため、本来なら治せる機能的な側彎症を見逃してきたのです。

もしあなたの脊柱が正面から見てC字かS字型に彎曲している場合、その原因が構造によるものか、それとも意識によって改善できる機能的なものか、それを判別する良いテストがあります。

まず、誰かに、あなたの頸《くび》から仙骨まで脊柱に沿ってシールを貼《は》ってもらい、デジタルカメラかケータイで後ろ姿を撮影してもらいます（図18参照）。

脊柱のシールのラインが曲がっていたら、両方の肩峰《けんぽう》を結んだ線と腸骨の先端（上前腸《じょうぜんちょう》骨棘《こつきょく》。いわゆる腰骨）を結んだ線が、2本ともきちんと正面を向いているか、捻じれていないかをチェックしてもらいます。もしどちらかの線が正面を向いていないようなら、両方が正面を向くように手で調整してもらいます。2つの線が正面を向いた時に（この時、骨盤が左右にスライドしていないことを確認する）、脊柱が垂直に矯正されていれば、上半身と下半身が捻じれているために起きた機能的な側彎症ということです。

身体の側面から見た三大不良姿勢　その①スウェイバック

今度は身体の側面に現れる姿勢の歪みを見ていきましょう。まず、最もよく見られる猫背姿勢の典型、スウェイバックです。スウェイバックという名は、上体を反らして相手のパンチをかわす、ボクシングのディフェンステクニックの名称からきています。

以前は「過労姿勢」と呼ばれ、中高年の人たちに多く見られた姿勢ですが、最近では小学生でもスウェイバックになっている児童が多く、「過労」というよりは「覇気《はき》のない姿勢」になってきたと言えます。

膝《ひざ》を少し曲げて立ち、骨盤は下部が前に突き出て、正しい姿勢の時に比べて前にスライドしているのがスウェイバック姿勢の特徴です。また、頭部が前に突き出し、脊柱全体が大きく後彎しています。そのため、壁を背にして立つと、骨盤と後頭部が壁につきません。

丸まった背中の筋肉には、絶えず大きな伸長ストレスが加わるため、背中の筋肉がうっ血して甲羅のように盛り上がってしまい、自力で上体を反らして頭部を後ろに引くことが

図19　スウェイバック姿勢

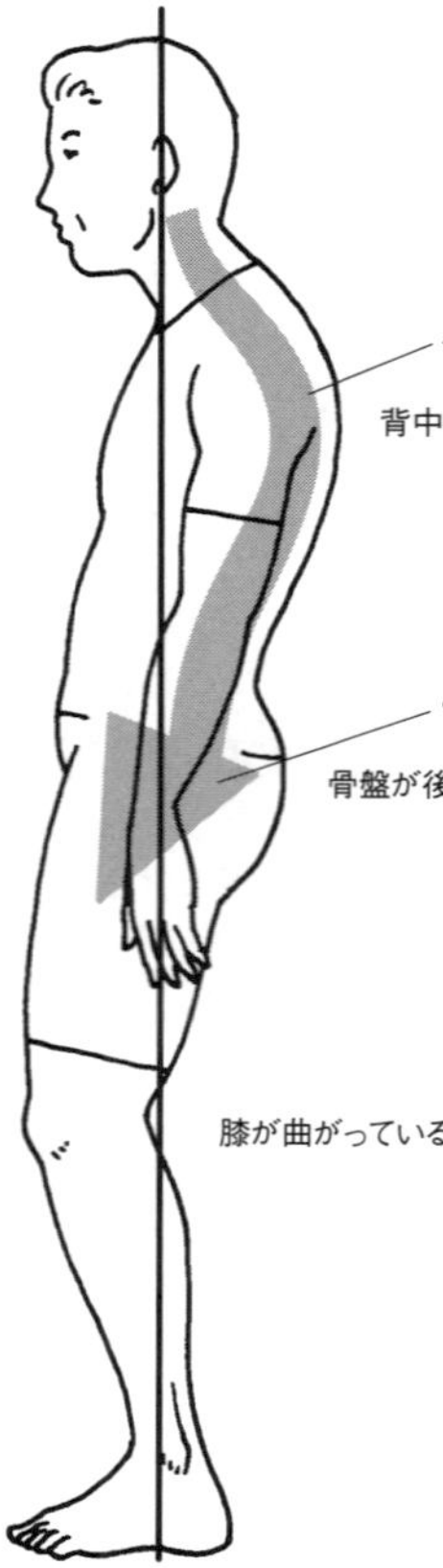
頭が前に突き出ている
脊柱
背中が大きく後彎している
骨盤
骨盤が後傾している

頭が前に出て、背中が丸まっている。骨盤下部を前に突き出すようにして立ち、膝をやや曲げて上体の重さを支えているのが特徴。

困難です。脊柱の棘間靭帯《きょくかん》と棘上靭帯が、猫背姿勢によって引き伸ばされて痛みが生じます。スウェイバックが定着すると、頭が前に出ているために鼻呼吸がしにくく、口呼吸になります。さらに、椎間板ヘルニアや脊柱管狭窄症《せきちゅうかんきょうさく》など構造的な疾患を患うリスクが高くなります。

また、この姿勢では胸椎が後彎しているので、やがて両腕が上がらなくなり、肩の関節内で癒着《ゆちゃく》が起こり、四十肩や五十肩を患いやすくなります。

このスウェイバック姿勢はガニ股《また》の人に多く見られます。仙骨の傾斜具合と股関節《こかんせつ》の内旋（内股）や外旋（外股）は連動していて、つま先が外側を向くと仙骨の前傾が正常より弱まり骨盤は後傾し、反対につま先が内側に入ると仙骨の前傾が強まり骨盤は前傾するのです。また、いつも椅子の座面に浅く腰かけ、背中を丸めて頭部が前に出ている人も陥りやすい姿勢です。パソコンを使う仕事や書く仕事がメインの人では、この姿勢になっている場合が多く見られます。

図20　フラットバック姿勢

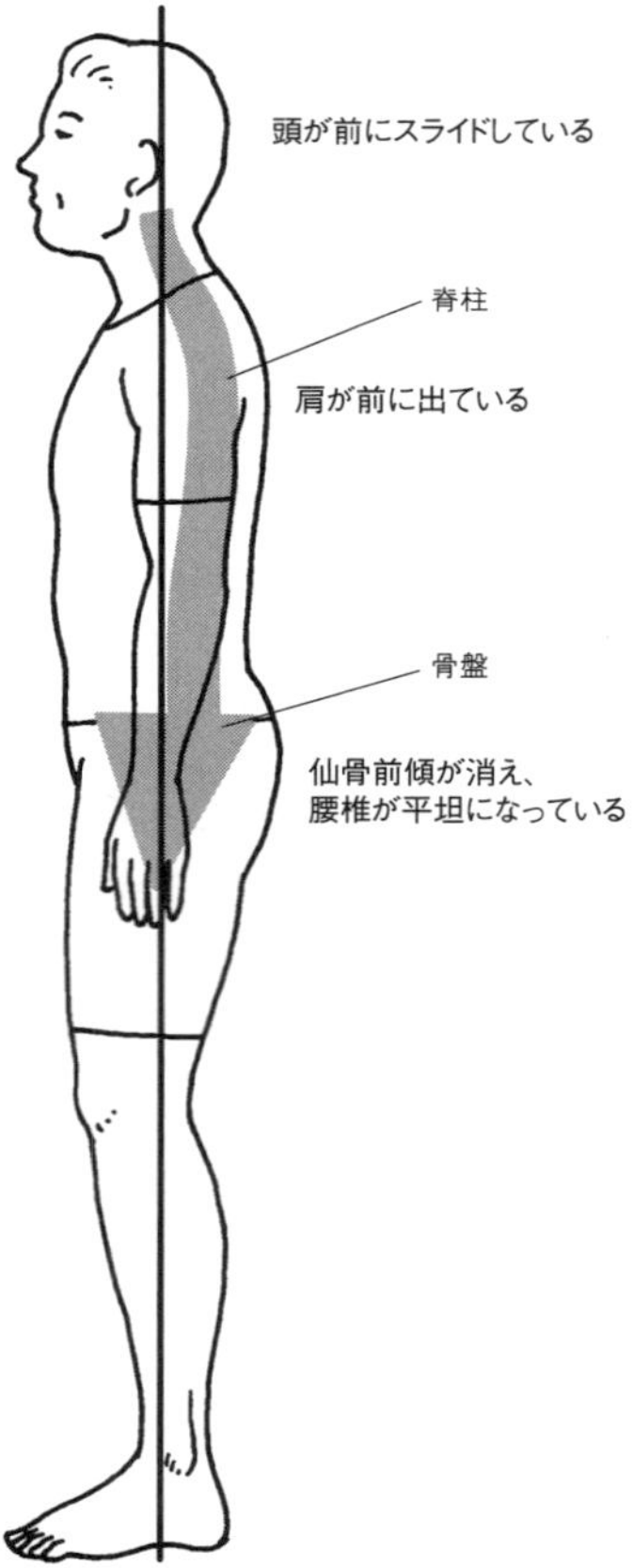

腰椎の自然な前彎が失われているため、上体の重さと地面からの衝撃を緩和する腰椎のクッション能力が低下。下肢に痺れや痛みが出やすい。

三大不良姿勢　その②フラットバック

先に、旅館の女将さんなどに背筋がピンとしたフラットバックが多いとお話ししました。この姿勢は一見すると背筋が伸びた正しい姿勢に見えますが、上体を伸展させる脊柱起立筋と腰椎を反らせる多裂筋の働きが低下しているため、腰椎の前彎が消失して脊柱が棒のようにまっすぐになっています。また、正しい姿勢の時に見られる仙骨の前傾がなくなり、骨盤全体が直立に近い形になります。

本来、脊柱には3つのカーブがあって、上体の重さと地面からの衝撃を巧みに緩和する構造になっています。不良な姿勢によって脊柱の彎曲が1つ減るごとに脊柱の強度は約30％低下します。フラットバック姿勢のように脊柱全体の彎曲が消失すると、腰部の椎間板にかかる圧力が増大するため、椎間板の水分が抜けやすく、夕方になると腰部が重だるくなってきます。

フラットバックは、基本的に中高年に多く見られます。長時間座りっぱなしの作業に従事する人で、大殿筋とハムストリングスが短縮している人もなりやすいと言えます。

三大不良姿勢　その③反り腰

反り腰は、骨盤が過度に前傾して腰椎が過剰に反っている姿勢です。腰を反らしたまま胸を張ると、さらに腰部の緊張が高まるので、反り腰の人は無意識に肩を前に垂らして、腰の緊張を緩和しています。また、反り腰の人はやや内股でつま先に荷重しているため、重心線が前に移動して前のめりになっていますが、身体はバランスをとろうとして頭部を後屈させ、アゴが上がった姿勢になります。下腹部と大殿筋を使わずに、太ものの前面で上体の傾きを支えているため、太っていないのに太ももの前がパンパンに張り、尻と下腹部は脆弱《ぜいじやく》化して垂れ下がるのです。

反り腰による痛みは、前方に傾いた上体を支える関節（特に仙腸関節と第3～第5腰椎の椎間関節）にかかる負担と、腰部の筋肉の強い緊張による血流不全が原因となっています。この姿勢を放置していると、腰椎が前方にすべるのを抑制している椎間関節に支障をきたし、「腰椎すべり・分離症」を患う可能性が高くなります。

反り腰は、腹が垂れ下がるほど皮下脂肪がついている人、ハイヒールを常用する女性、

図21　反り腰姿勢

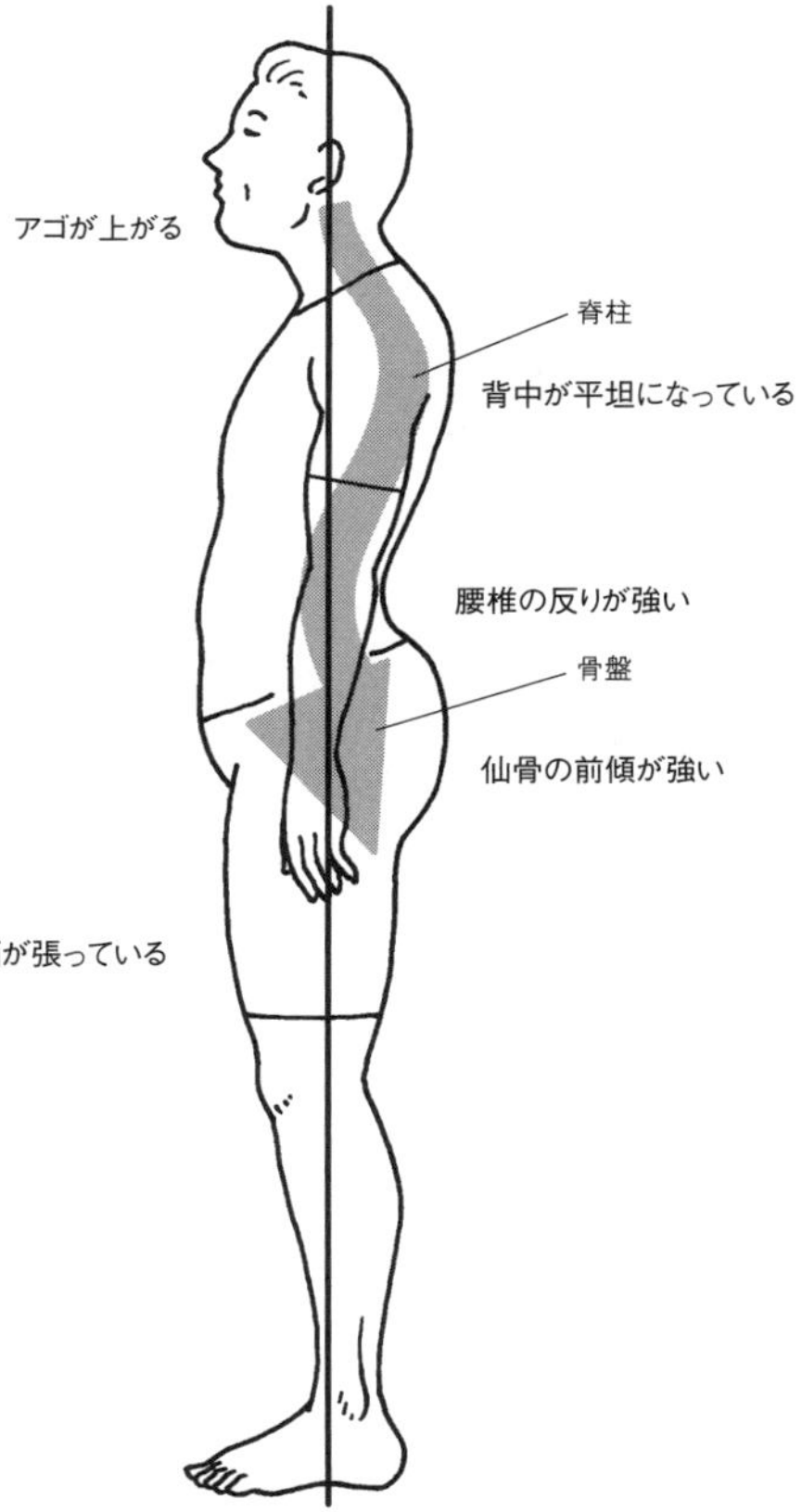
太ももの前面が張っている

重心が前にある。尻と下腹部が脆弱化して垂れ下がっている。

妊娠中の女性などに多く見られます。

正しい姿勢とセルフチェック

ここで正面、側面から見た正しい姿勢のガイドラインについて話をしましょう。

正面像

入浴前などに、鏡の前に裸で立って次のことをチェックします。

①膝の高さや向きなど

膝の高さで脛骨《けいこつ》の長さを比較して違いの有無を確認します。

また、膝の向きで股関節と骨盤の状態を調べます。膝が内側を向いているとX脚、外側を向いていればO脚です。片足の膝だけが外側を向いている場合はそれが利き足なので、骨盤がそちらに傾いているはずです。両膝が前に出ている場合は、膝関節《しつかんせつ》が伸び切っていないので、骨盤が後傾しています。

②左右の腸骨の先端（上前腸骨棘）

左右の上前腸骨棘の高さを比較して骨盤が傾いていないかをチェックします。どちらかのハムストリングスが短縮していると、膝関節が伸び切らず、本来の長さよりも足の長さが短くなったように見えます。また、膝関節や股関節に問題があって関節が伸展しない場合も同様です。

上前腸骨棘に親指を置いて、上から指の位置を見ることで、骨盤の捻じれがないかを調べます。

③左右の肩峰の高さ

左右の肩峰の高さをチェックします。腸骨の先端の高さが水平なのに肩峰だけが傾いている場合は、肩峰が下がっている側の腹斜筋と腰方形筋が短縮しています。

④左右の耳の高さ

左右の耳の高さから、頸椎の上にのっている頭部の傾きを見ます。

⑤ヘソ―みぞおちの部分にある骨（剣状突起）―鎖骨の間にあるくぼみ―鼻柱を通る垂直ラインをチェックし、体幹のどこかに歪みがないかを調べます。

側面像

柱や壁の角に脊椎をつけて立ち、鏡があれば身体の側面が写るようにしてみてください。

図22　理想的な姿勢

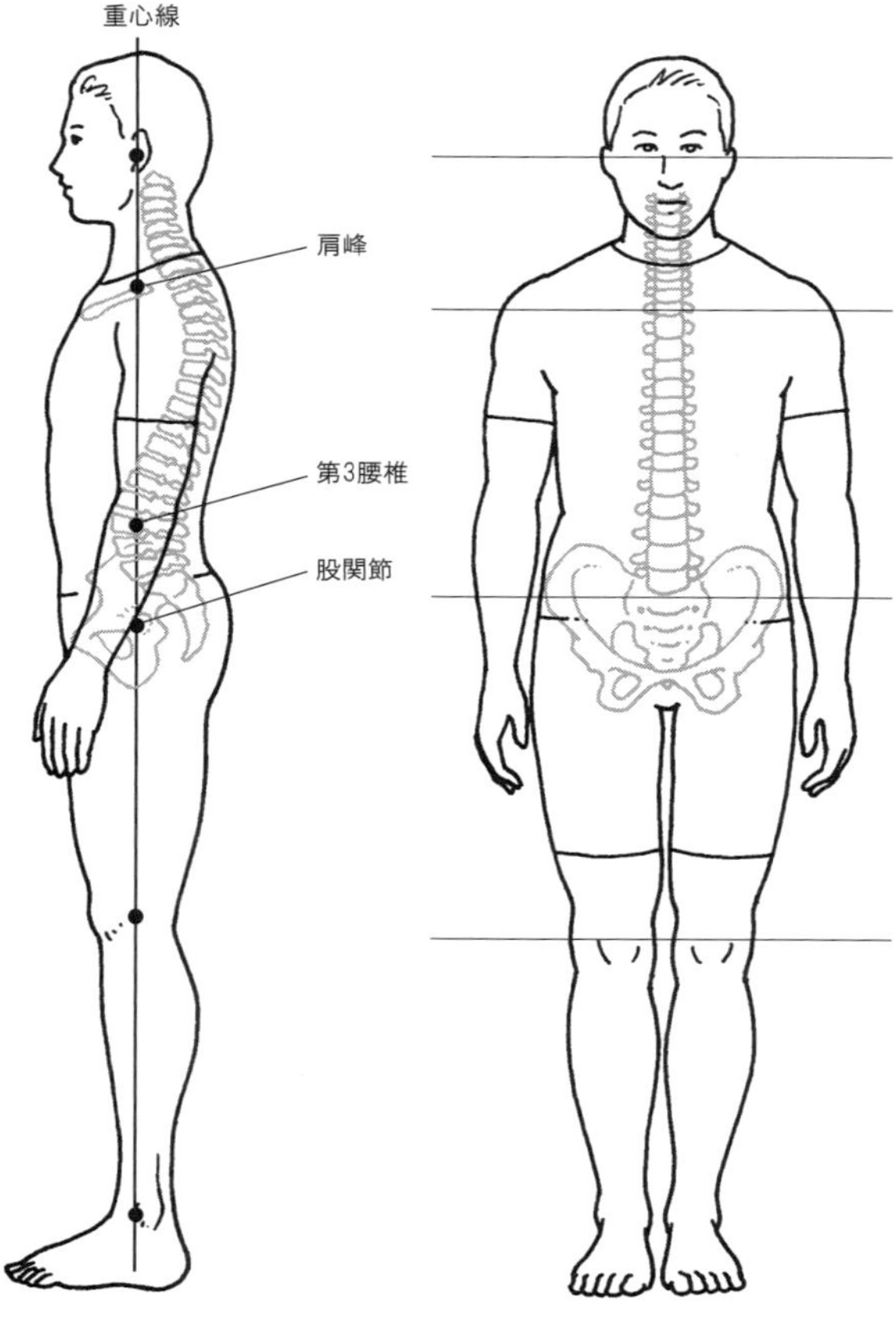

重心線が「耳—肩峰—第3腰椎—股関節—膝関節—踝（くるぶし）」付近を通過する。

膝・股関節・腸骨・肩峰・耳の高さがそれぞれ水平。

側面からの姿勢チェックは、重心線が足のどこを通過しているのかと、脊柱の彎曲具合を見るのが目的です。重心線が耳─肩峰─第3腰椎─股関節─膝関節─足の踝《くるぶし》のあたりを通過するのが理想ですが、こんなに多くのポイントを同時にチェックするのは現実的ではありません。壁か柱に踵《かかと》─仙骨─背中─後頭部をつけて立ち、腰椎と壁や柱との隙間《すきま》をチェックする方法が最も正確で簡単です。その隙間に片手を差し込み、手のひらの厚みがやっと入るくらいが理想のカーブです。

それより隙間が大きい場合は反り腰です。

仙骨と肩甲骨の2点がついて、後頭部だけが柱につかない場合はフラットバック、肩甲骨しか柱につかない場合はスウェイバックの可能性があります。

ズボンのサイドステッチで姿勢をチェック

もう一つ簡単な姿勢のチェック法は、鏡の前に立ってズボンのサイドステッチをチェックする方法です。正しい姿勢であれば、サイドステッチはまっすぐで、床面に対して垂直になっています。しかし、大抵の人は不良姿勢のため、これが曲がっていたり、傾いてい

図23　理想的な姿勢と三大不良姿勢

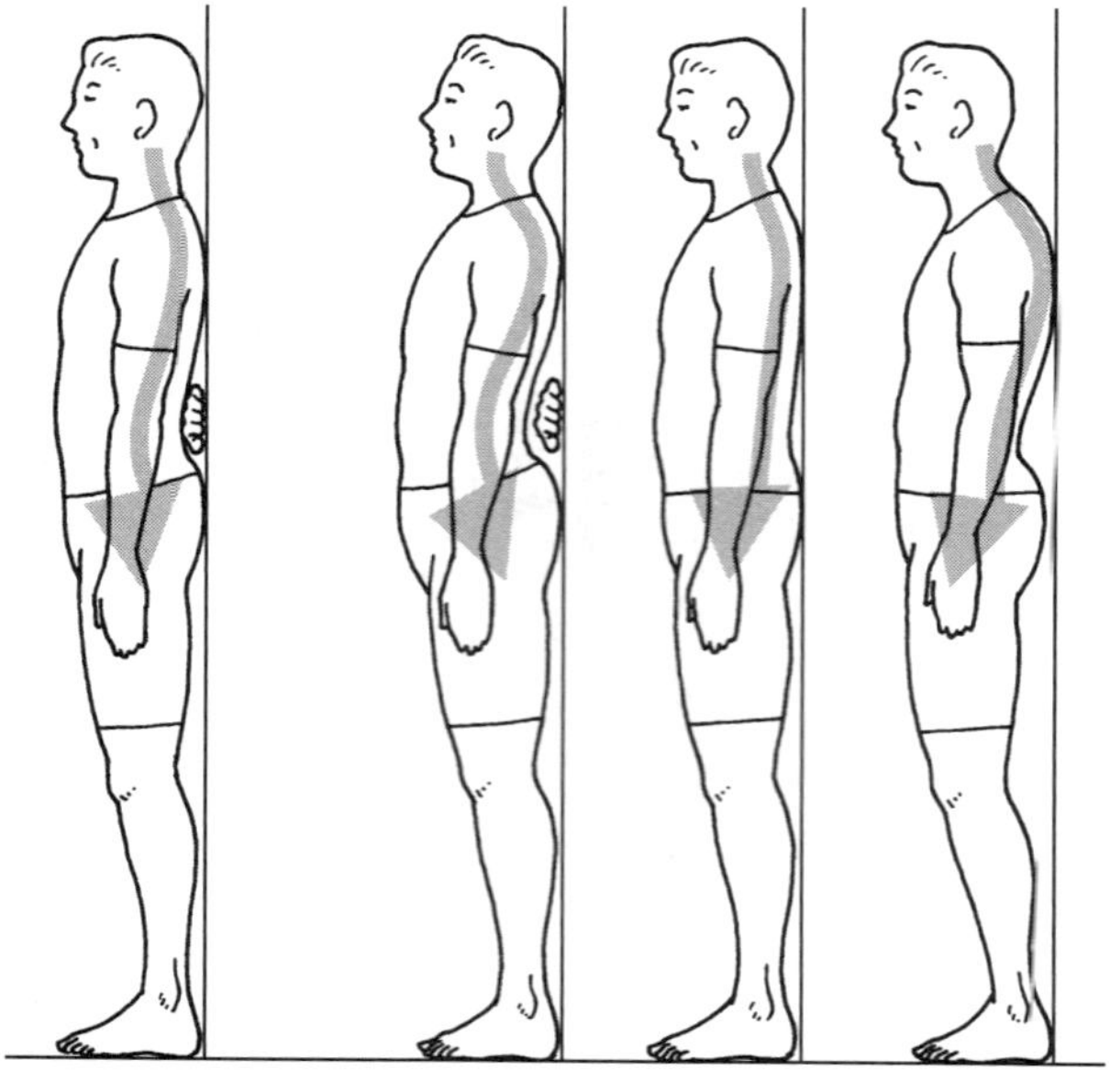

反り腰の人は、腰と柱の隙間が手のひらの厚みより大きくなる。
フラットバックの人は、腰と柱の隙間に手が入らない。後頭部が離れている。
スウェイバックの人は、肩甲骨しか柱につかない。

たりします。

サイドステッチが床面と垂直になるように立つと、自動的に上体と頭部が理想的な位置に収まります。鏡やショーウィンドウなどを利用してこまめに自分の姿勢をチェックし、正しい姿勢をとるように心がけてください。

第5章　壊れない腰のつくり方

壊れない腰はつくれる

これまで述べてきたように、人類にとって腰や頸《くび》の問題は宿命的なものかもしれませんが、何も手立てがないわけではありません。この章では、自力で腰椎《ようつい》—仙骨の連結部の支持・安定性を高める方法を紹介していきます。

ポイントは、腰部にかかるストレスを最小限にする、腰の「ニュートラルポジション」と、腰椎の安定性を高める「インナーコルセット」。この2つを知らないために、多くの人が自力で脊柱《せきちゅう》を保護することができず、脊柱がNaked Spine＝無防備な裸の脊柱になっているのです。これでは、顔を洗うなどちょっとした動作でも、腰椎が過剰に動いてしまい、腰を傷めることにつながってしまいます。

腰のニュートラルポジション

腰椎のカーブは仙骨の傾斜具合の変化によって、前彎《ぜんわん》したり後彎したりするのですが、どちらに偏っても腰には良くありません。第4章で壁や柱に身体をつけて腰の隙間《すきま》をチェックする方法を紹介しましたが、「ニュートラルポジション」の姿勢になっている時、この隙間は手のひらがやっと入る程度です。

腰がニュートラルポジションをとっている時は、腹筋と背筋の緊張が等しく、椎間関節の強度と安定性が一番高くなっています。また、椎間板にかかる圧力も均等なので、椎間板の中心にあるゲル状の髄核が後方に押し出されるようなこともなく、ヘルニアになるリスクを低く抑えられます。さらに、腰部の筋肉や靭帯《じんたい》が適度に弛緩《しかん》するので、脊柱起立筋への血液供給もスムーズに行われ、代謝産物や発痛物質が蓄積しにくくなります。

実際に、筋肉の硬さを測る機械で測定してみると、腰部に1時間マッサージをするよりも、ニュートラルポジションで30分間座っている方が、腰部の筋肉の硬さが改善されているのです。

前屈した時に床と指先との距離が20㎝以上あった腰痛症患者たちに、腰をニュートラルポジションに維持したまま座れるデスク環境を設定したところ、翌週には症状が急激に改善し、前屈して床に指先がつくようになりました。

このようなケースは稀《まれ》ではなく、私のクリニックに2か月に1度しか来られないような

図24　ニュートラルポジション

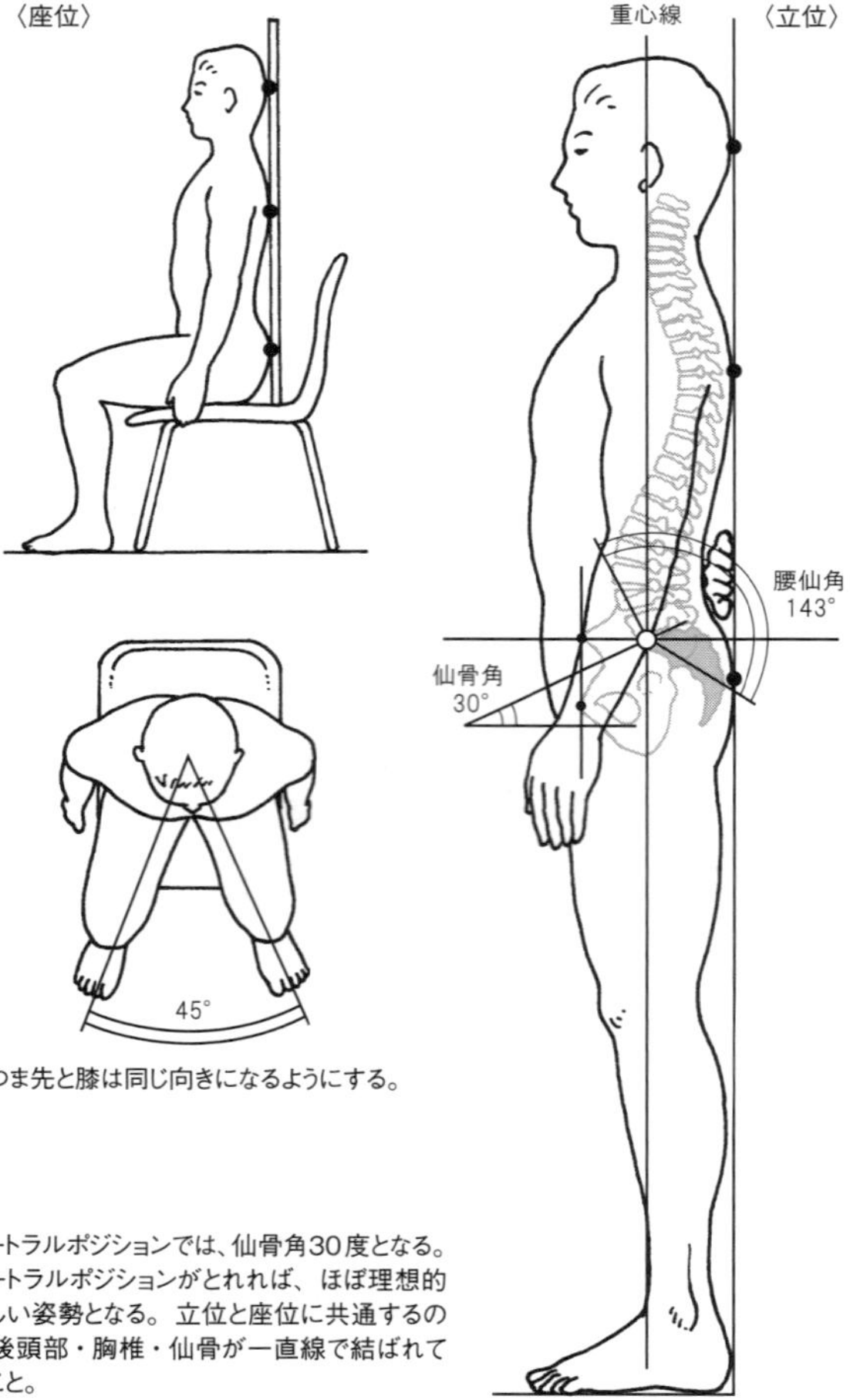

つま先と膝は同じ向きになるようにする。

ニュートラルポジションでは、仙骨角30度となる。ニュートラルポジションがとれれば、ほぼ理想的な正しい姿勢となる。立位と座位に共通するのは、後頭部・胸椎・仙骨が一直線で結ばれていること。

人でも、ニュートラルポジションを維持した姿勢で日常の動作を行えるように指導をすると、次のセッションの時に、前回のセッション後の状態を維持できているのです。

腰痛症を根治できるか否かは、一日の中でどれくらいニュートラルポジションで過ごせるかにかかっています。デスクワークの拘束姿勢はもちろんのこと、重い物を持ち上げる運搬作業や上体を屈めたままの作業の多い人は、ぜひ、これから紹介するエクササイズを通じて、日常生活にニュートラルポジションを活かしていただきたいと思います。

ニュートラルポジションはパフォーマンスを向上させる

ニュートラルポジションをマスターすると、下半身と上半身の連結部である腰椎の安定性が高まるため、地面からの反発力をロスすることなく上肢《じょうし》に伝達できるようになります。そのため、腰痛などの障害予防だけでなく、スポーツシーンにおけるパフォーマンスの飛躍的な向上に貢献します。

これまで私は、トップクラスのアスリートやダンサーの姿勢分析と動作解析を実施してきましたが、普段からニュートラルポジションを心がけている人と、そうでない人を比較すると、前者はパフォーマンスにむらがなく怪我も少ないのですが、後者はパフォーマンスにバラつきがあるだけでなく、腰痛を患っているケースが多く見受けられました。

ニュートラルポジションは、アマチュアからトップアスリートまで、スポーツにかかわる全てのプレイヤーが知っておくべき事柄であり、最高のパフォーマンスを発揮するための必須のスキルであると言えます。

ニュートラルポジションを体で覚える準備

長い間不良姿勢を続けていた人は、脊柱起立筋がコンパートメント症候になっていたり、筋膜が伸び切っているため、いきなり腰椎をニュートラルポジションにしようとすると、軽い痛みを伴うことがあります。慢性疼痛《とうつう》の患者は痛みに過敏になっているので、ちょっとでも痛みを感じると、すぐにニュートラルポジションにするのをやめてしまう人が少なくありません。しかし、この初期の痛みを乗り越えられれば、どんどんと筋膜が緩んで動作時の痛みが軽減されていき、この姿勢でいるのが苦ではなくなります。

肩が前に出た状態だとニュートラルポジションをつくりにくいので、両手を身体の後ろで組んで、下方に引き下げるようにして胸の筋肉を頻繁にストレッチすることが大切です。

もう1つ、ニュートラルポジションを覚える前にやるべきことは、彎曲したまま固まっている腰椎の可動性を回復させることです。この可動性を正常に近づけるための運動が、「モビライゼーション」と呼ばれるものです。腰部のモビライゼーションは、バスタオル1枚あれば場所を選ばず手軽にできます。お昼休みや帰宅後に毎日3分ほど実施すれば、その日の疲れや蓄積したダメージをリセットできるので、ニュートラルポジションに調整しやすくなります。

モビライゼーションのやり方

モビライゼーションは、次のような手順で行います。

①直径2㎝くらいに丸めたバスタオルを床に置き、仙骨と第5腰椎の連結部分にこのタオルが当たるように位置を調整しながら仰向けに寝ます。

②タオルの上に寝て1分ほど経過したら、タオルの位置をタオルの直径の分だけ頭の方

図25　ニュートラルポジションの準備

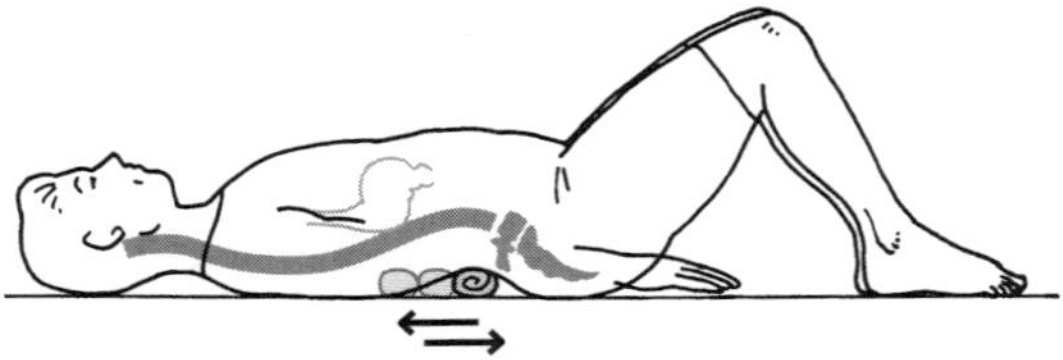

〈腰椎のモビライゼーション〉

仰向けに寝て、直径2cmくらいに丸めたバスタオルを腰の下に置く。約1分間そのまま。次に、少しずつバスタオルの位置を上に移動させ、胃の高さまで行う。数回くり返す。

〈マッケンジーストレッチ〉

腹這いになって尻（肛門）を締める。そのまま、口から息を吐きながら、ゆっくりと上体を反らせる。上体を反らせたところで鼻から息を吸うと、腹部を効果的にストレッチできる。

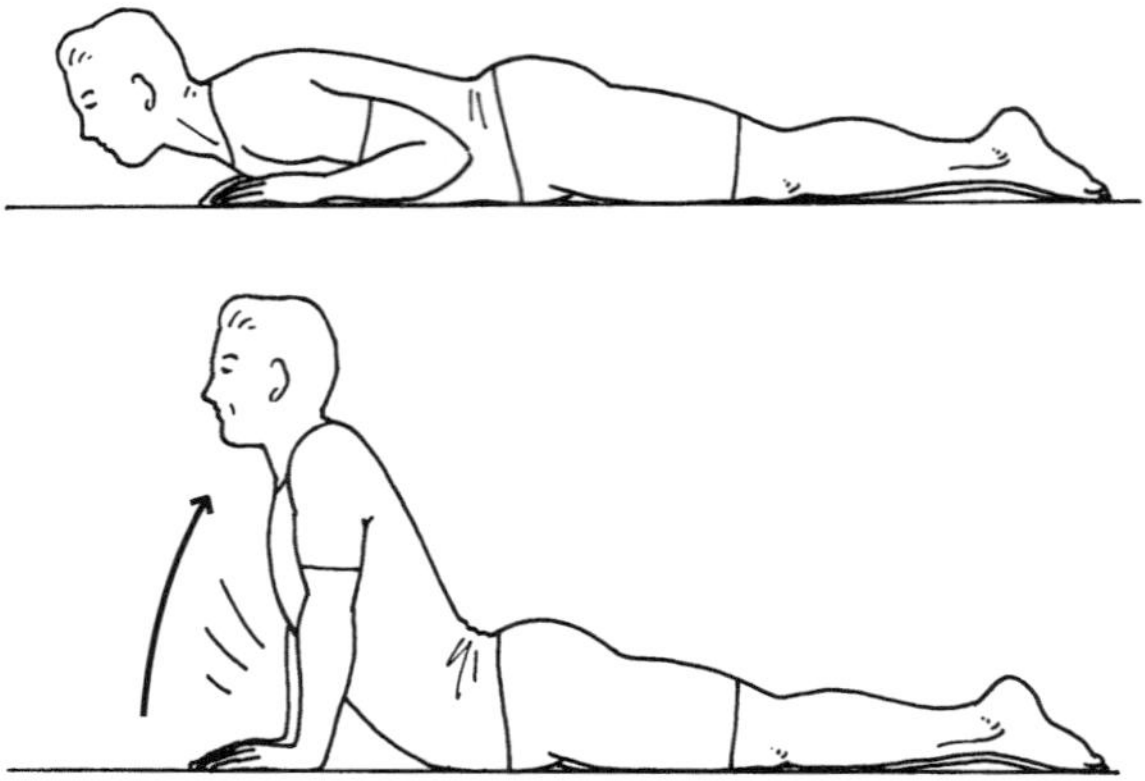

にずらし、また1分ほど寝たままでいます。これを胃の裏側あたりまで繰り返し行います。モビライゼーション中は、多少痛みを感じても呼吸を止めずに自然な呼吸を続けます。

モビライゼーションの後のストレッチ

腰椎のモビライゼーションを行ったら、その後に腹這《はらば》いになって上体を反らせる「マッケンジーストレッチ」を行います。このストレッチには腹直筋のストレッチ効果と椎間板を整復する効果があり、一日中腰部を丸めて過ごしている人には欠かせないものです。

1日3〜5回程度行ってください。

①腹這いになって尻（肛門《こうもん》）を締めてから、息を口から吐きながら、腰部をゆっくりと反らせます。下腹部が床から離れる手前でやめて、そのまま10秒間保持し、その後は身体をリラックスさせます。

②最初は、肘《ひじ》を床につけて前腕で床を押しながら上体を反らせます。慣れてきたら、両方の手のひらで床を押して行うようにします。

ニュートラルポジションにするための調整方法

いよいよ、腰をニュートラルポジションに置くためのエクササイズです。

全てのエクササイズで共通して気をつけることは、アゴを引くことです（チン・イン）。アゴを引くと仙骨が前傾して、ニュートラルポジションをとりやすくなります。

①四つん這いになり、腕や膝《ひざ》を肩幅に開き、肘を伸ばします。１ｍほどの棒や物差しを脊柱の真上にのせ、後頭部―胸椎―仙骨の３点が棒に触れる姿勢をとり、棒と腰の間に手のひらがやっと入る程度の隙間ができるように仙骨の傾斜をコントロールします。

②次に、仙骨を前傾させたり後傾させたりします。仙骨を前傾させて腰椎を反らす時は口から息を吐きながら行い、仙骨を後傾させて腰椎を後彎させる時は鼻から息を吸います。注意することは、腰椎を過剰に反らせすぎないために、軽く下腹部を引き込んでおくことです（腹の引き込み方は、１４４ページの「ブレーシングの実践」を参照してください）。

③次に膝立ちになって両手が両膝の上にくるように上体を前傾させます。その姿勢で仙

図26　ニュートラルポジションの調整

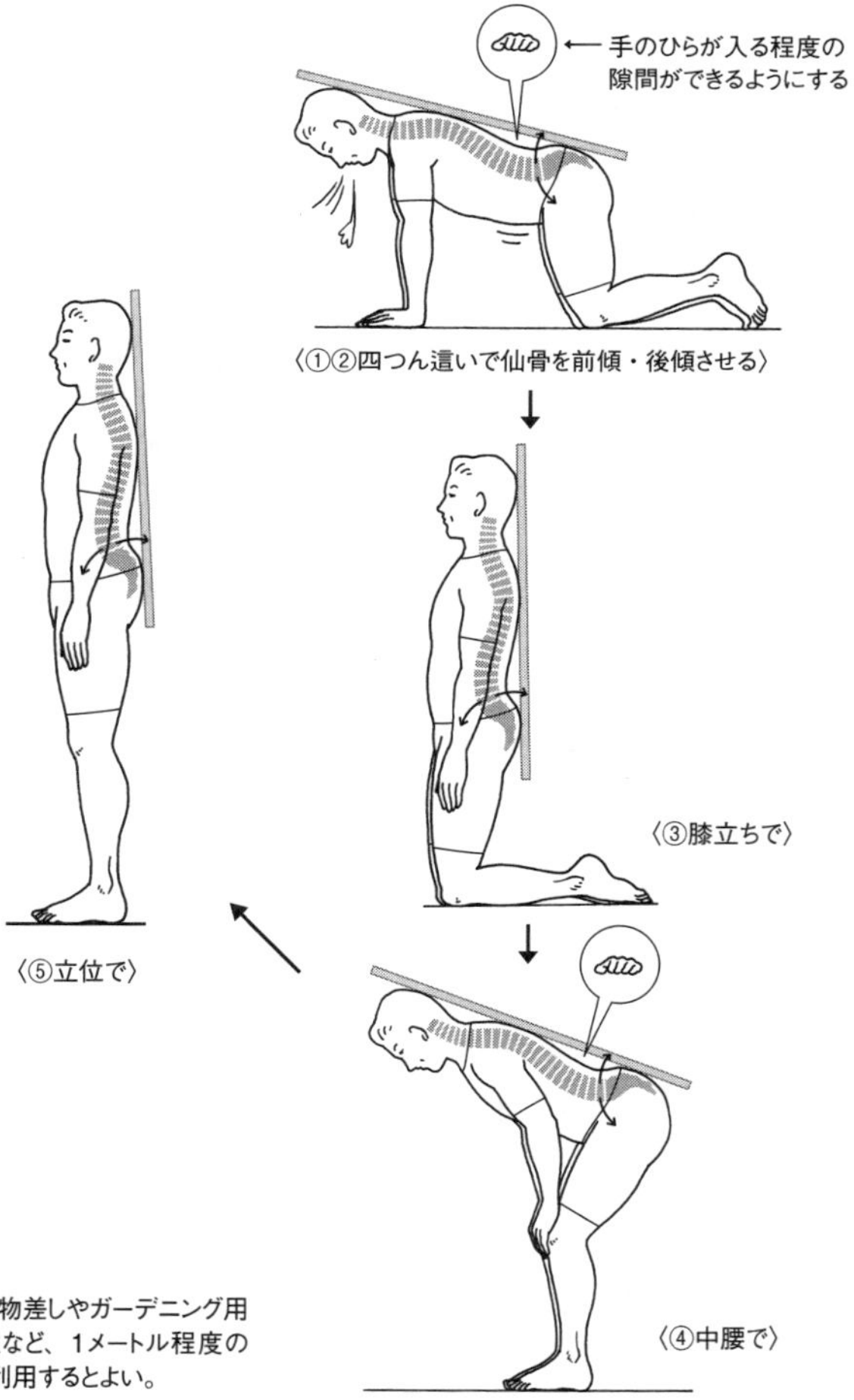

棒は、物差しやガーデニング用の支柱など、1メートル程度のものを利用するとよい。

骨を前後傾させながら腰椎のカーブを前彎・後彎させます。

この前傾姿勢の時にも、①と同じく脊柱に沿って棒を当て、後頭部―胸椎―仙骨の3点が直線で結ばれるように仙骨の傾斜を調整しつつ、腰と棒の隙間が手のひらが入る程度になるようなカーブをつくります。

④今度は中腰で行います。

⑤最後は立った姿勢で柱に身体をつけて仙骨を前後に傾斜させ、腰椎のカーブをコントロールして、ニュートラルポジションになるようにします。次に、その状態をキープしながらその場で足踏みをする練習をします。これができるようになったら、ニュートラルポジションを保ったままの早歩き、さらにジョギングへと移行していきます。

これらのエクササイズは、マスターするまでは1日に数回行ってください。反動をつけて無理に仙骨を動かすと痛みを感じる場合があるので、常に一定の力で身体を動かすように心がけてください。また、より正確に体得するには、ペアで練習することをお勧めします。

椎間板ヘルニアを回避する疲労回復ストレッチ

実は腰のニュートラルポジションをずっと維持している必要はありません。疲れて徐々に背中が丸まり、ニュートラルポジションが崩れてしまうのは仕方がないことです。大切なのは、意識的に正しい姿勢と入れ替える「リポジショニング」をすることであり、悪い姿勢のままで長時間過ごさないようにすることです。

これから紹介するのは、腰部の筋肉と靭帯、それから椎間板に蓄積したダメージをリセットする、とても大事なストレッチです。また、猫背によって過度に緊張していた脊柱起立筋や靭帯も緩むので、血流の低下による痛みの予防・改善にも役立ち、ギックリ腰を起こす危険性も少なくなります。

「年を取っているから今さら始めても遅いのでは」と諦《あきら》め半分の年配の方もいますが、何歳であっても決して遅すぎることはありません。

座って行う疲労回復ストレッチ

まずは、座ったまま行うやり方です。

図27　疲労回復ストレッチ

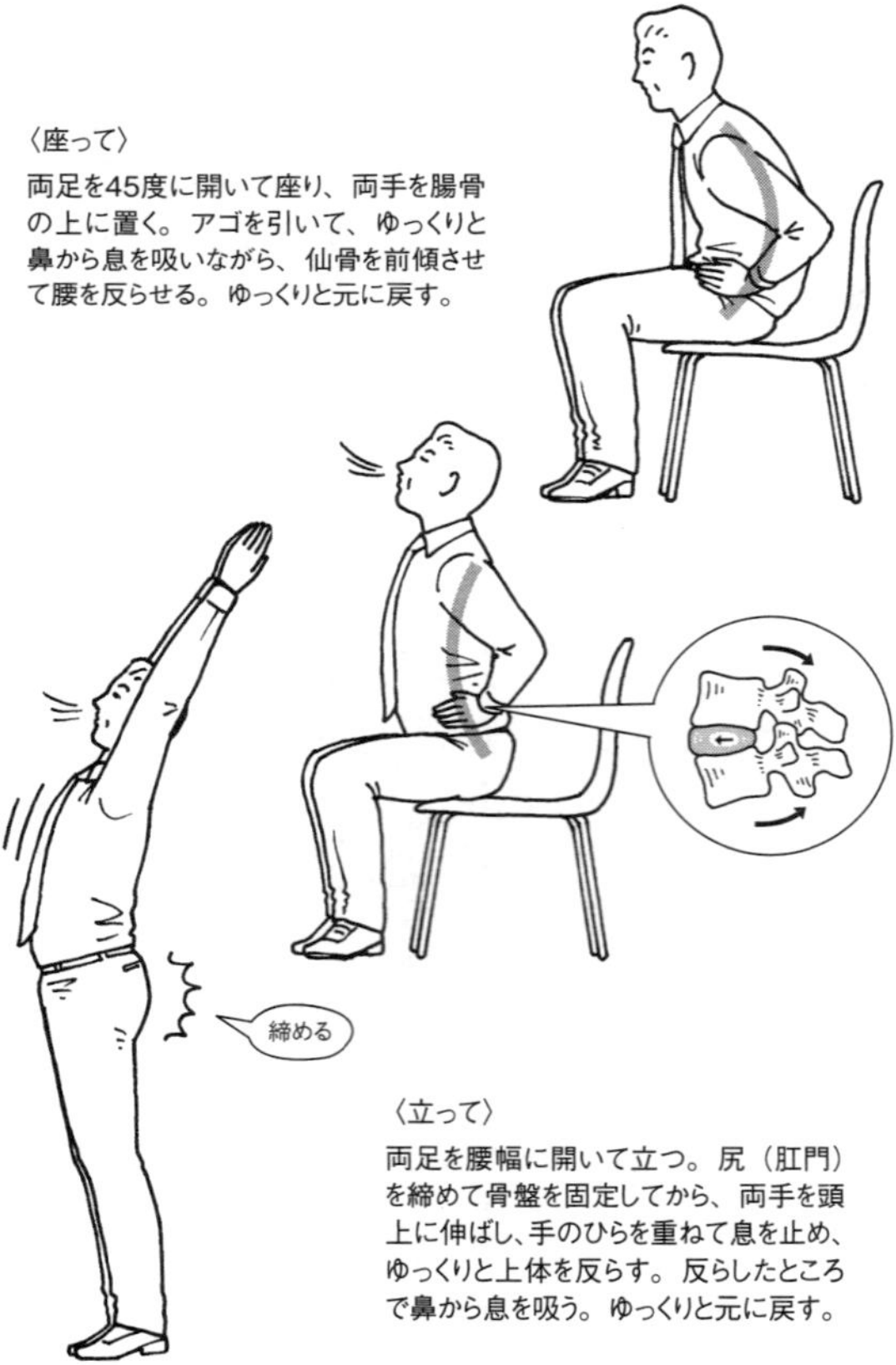

〈座って〉

両足を45度に開いて座り、両手を腸骨の上に置く。アゴを引いて、ゆっくりと鼻から息を吸いながら、仙骨を前傾させて腰を反らせる。ゆっくりと元に戻す。

〈立って〉

両足を腰幅に開いて立つ。尻（肛門）を締めて骨盤を固定してから、両手を頭上に伸ばし、手のひらを重ねて息を止め、ゆっくりと上体を反らす。反らしたところで鼻から息を吸う。ゆっくりと元に戻す。

この疲労回復ストレッチは何度行っても良い。
できれば50分に1回程度を心がけてほしい。

①両足を45度に開いて椅子の座面の先端に座り、両手を腸骨に添えてゆっくりとアゴを引きつつ上体を伸展させます。
②10〜20秒かけて、ゆっくりと鼻から息を吸いつつ腰を軽く反らせます。口から息を吐きながら、ゆっくりと腰をもとに戻します。これを2〜3回繰り返します。

立って行う腰部の疲労回復ストレッチ

次は立って行うやり方です。
①椅子から立ち上がったら、両足を腰幅に開いて尻（肛門）を締めます。
②両手を上に伸ばして手のひらを重ね、息を止めて10〜20秒かけてゆっくりと上体を反らしていきます。ここで鼻からゆっくりと息を吸います。口から息を吐きながら、ゆっくり手を下ろします。これを2〜3回繰り返します。

腰椎の安全装置、インナーコルセット

これまで「腰が痛む時はコルセットを巻けば何とかなる」と思い込み、コルセットを常用している慢性腰痛症患者にたくさん会ってきました。大抵の人は整形外科医に勧められて使うようになるわけですが、コルセットを装着していれば腰部が守られていると思い込むのはよくありません。

私はクリニックに来る人に対して、激しい痛みのある急性期などでない限り、コルセットや腰部保護ベルトの常用を勧めません。コルセットには一般に期待されているほど、腹圧を保持して腰椎の支持・安定性を高める効果はないことが、海外の専門家たちによって明らかにされているからです。

また、むやみにコルセットをつけると、患者が自力で腰椎を安定させることを学習しないまま、コルセットに依存してしまうことも懸念されます。

それよりも、人間の身体に備わっている、コルセット以上に腰椎の安定性を高める機能をしっかり使えるようにするべきでしょう。この機能のことを「インナーコルセット」と呼びます。インナーコルセットは、腰椎の過剰な反りを抑制して腰椎─仙骨の連結部の安定性を高め、腰のニュートラルポジションの維持に大きく貢献します。また、前屈みになった時の椎間板への圧力を約30%も軽減させる働きもします。さらに、腰椎や骨盤にあるいくつもの関節の安定にかかわる多裂筋のスパズムも緩和され、腰椎周辺の痛みを和らげる効果もあります。

インナーコルセットにかかわる筋肉

体幹の内部は、横隔膜を境にして胸腔《きょうくう》と腹腔の2つの部分に分かれています。この腹腔は別名、「インナーユニット」と呼ばれています。インナーユニットの天井には横隔膜、底の部分には骨盤底筋群、周囲には腹横筋や内腹斜筋、胸腰筋膜があり、これらは皆、インナーコルセットの働きを左右する筋肉です。

このインナーユニットのコンディションが良好であれば、インナーコルセットが機能して腰椎の安定性は保たれます。逆に、長年の不良姿勢や内臓疾患、開腹手術などによって、インナーユニットを形成する筋肉や筋膜の機能が低下していると、インナーコルセットが正常に働かず、腰椎が著しく不安定な状態になってしまうのです。

図28　インナーユニットとインナーコルセット

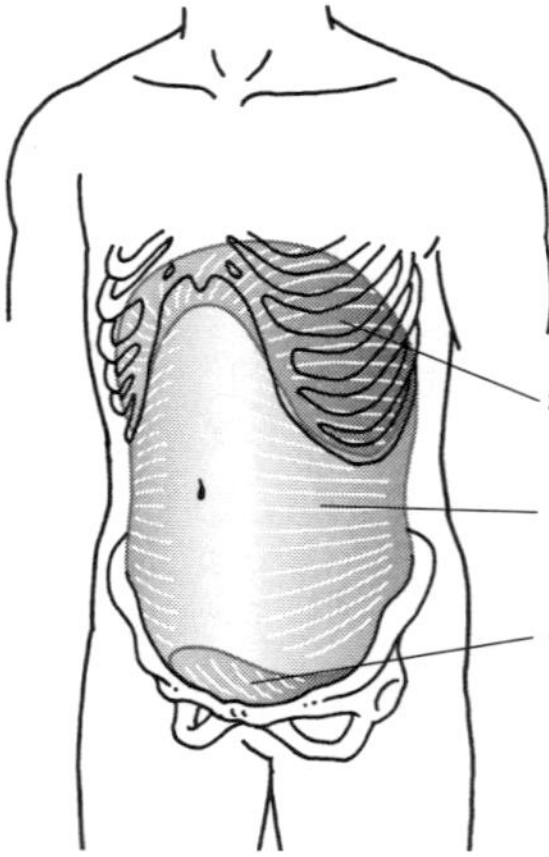

〈インナーユニット〉

腹横筋が収縮するとインナーユニットは上下方向に拡張し、エアバッグのような働きをする。この働きをインナーコルセットという。

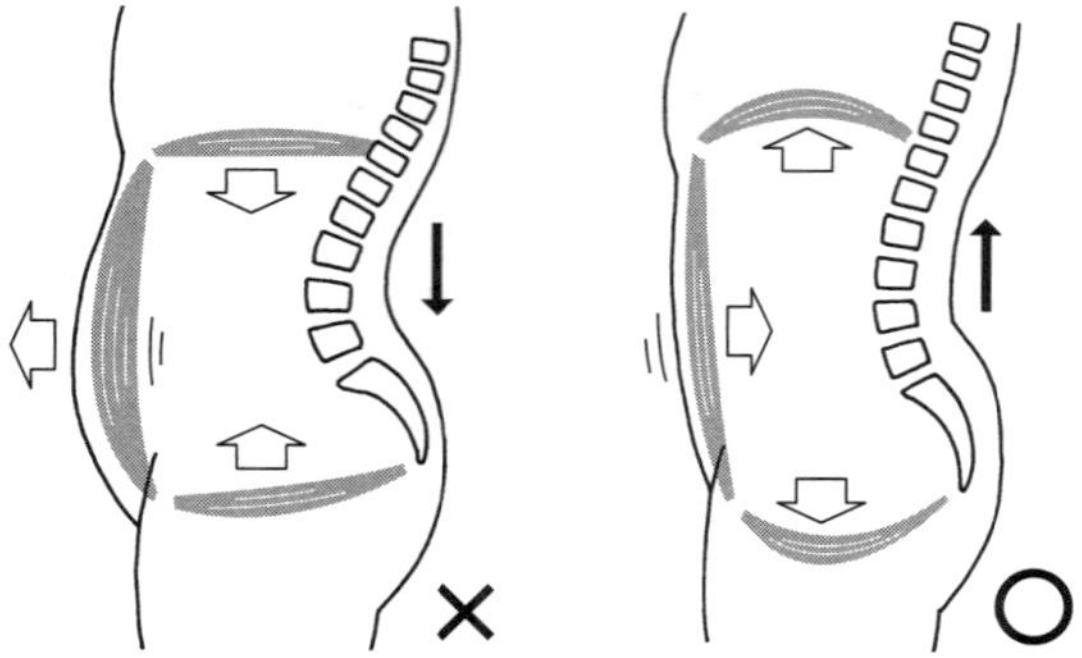

〈インナーコルセット〉　インナーコルセットが作動すると、腹圧が上下と後方にかかる。このため、腰椎に加わる剪断力が軽減し、脊柱が伸展する。椎間板にかかる負荷も軽減される。

インナーコルセットを働かせるブレーシング（下腹の引き込み）

インナーコルセットを働かせるには、下腹を１㎝ほど引き込む「ブレーシング」という動作をするだけで十分です。ヘソを引き込み、腹を薄くする、たったこれだけのことで、どんな人にも絶大な効果がもたらされます。

ブレーシングするとウエスト全体が少し細くなり、腰椎に対して前面から圧力がかかるため、腰椎の過剰な前彎や過度な動きを抑制して、体幹のブレをなくすことができるのです。

ブレーシングの効果は簡単に体感することができます。椅子に座って背筋を伸ばし、ブレーシングしたまま上体を屈めると、腹腔の内圧によって途中で上体の屈曲が停止しますが、ブレーシングしないで上体を屈めると、背中が丸まり切ってしまうはずです。また、立ったままでブレーシングしながら片膝を胸に引き上げた時の体幹の安定性と、ブレーシングしないで片膝を上げた時の安定性を比較しても、違いが分かります。

ブレーシングする時に気をつけていただきたいのは、力の働かせ方です。ヘソを引き込み腹を薄くする（腹横筋、外腹斜筋、内腹斜筋を同時に収縮させる）のであって、いきんで腹の表面に力を入れたり、腰を後ろに引いたりするのではないということです。ノルウェーでは、「おしっこを途中で止めるようなイメージ」と指導しているところもあります。
まちがっていきむように力を入れてしまうと、呼吸が止まってブレーシングが続けられませんし、腹が膨《ふく》らんで腹圧が低下し、腰椎の安定性も低くなってしまいます。

ブレーシングの実践

ブレーシングを覚えるには、次のようなエクササイズを行います。

レベル1　ポジション　仰向け

①仰向けに寝て、水の入ったペットボトル（500㎖）をヘソの上に置き、鼻から息を吸いながら腹を膨らまして、ペットボトルを持ち上げます。

②口で息を吐きながら最大限ヘソを引っ込めていき、ペットボトルが最も低い位置にきた時に呼吸を一旦止めます。この時におしっこを止める感じで下腹部に意識を集中します。①〜②を20秒かけて行います。

図29　ブレーシング（レベル1）

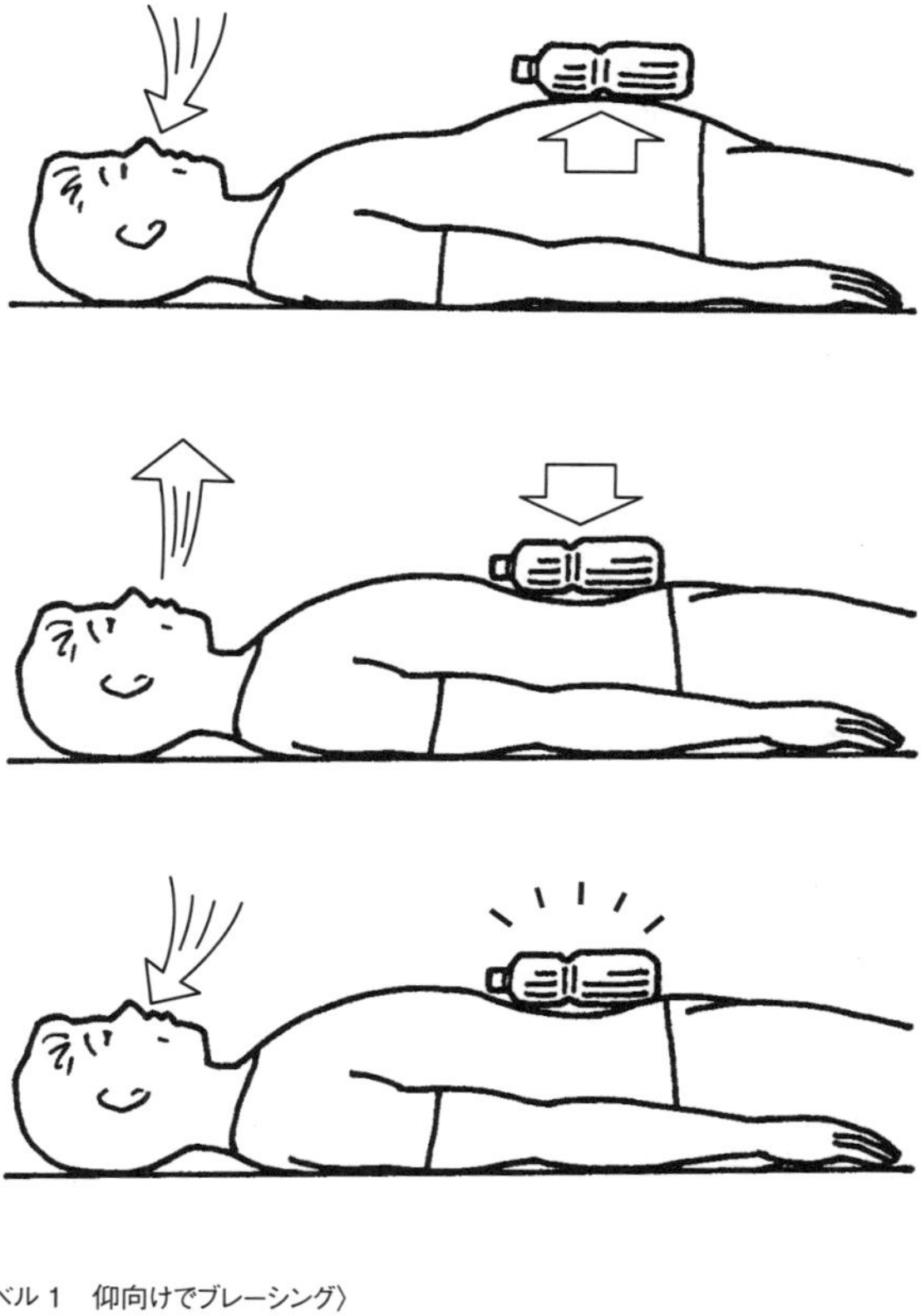

〈レベル１　仰向けでブレーシング〉

鼻からゆっくりと息を吸って腹を膨らませ、ヘソの上のペットボトルを持ち上げる。口から「ふーっ」と長く息を吐いて、腹を最大限にへこませる。そのままペットボトルが持ち上がらないように、鼻から息を吸い、口から息を吐く。

図30　ブレーシング（レベル2〜6）

〈レベル2　四つん這い〉

息を吐いて最大限に腹をへこませたところで、ヘソ下3cmの高さで紐をきつく結ぶ。四つん這いになり、ニュートラルポジションを維持して、レベル1と同様にする。5秒で息を吸って、5秒で息を吐く。

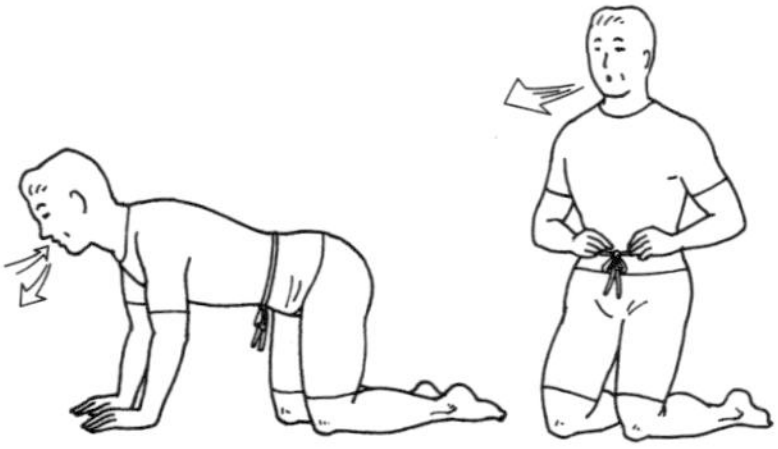

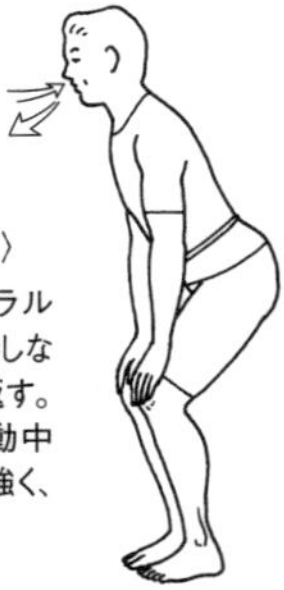

〈レベル4　中腰〉

同様にニュートラルポジションを維持しながら呼吸を繰り返す。慣れてきたら運動中のように呼吸を強く、速くする。

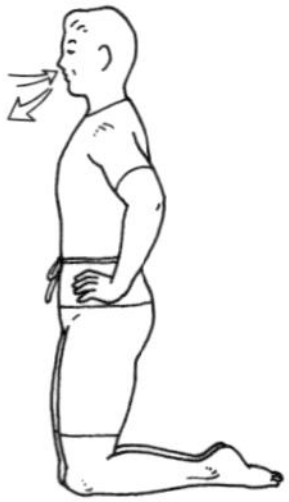

〈レベル3　膝立ち〉

レベル2と同様に下腹に紐を巻いた状態で膝立ちになる。息を吸った時に腹が膨らんで、紐が腹に食い込まないように注意して呼吸する。

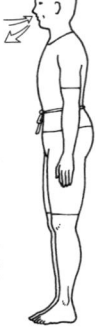

〈レベル6　立位〉

立位でニュートラルポジションとブレーシングを維持したまま、呼吸する。慣れたら、運動時の呼吸⇒その場かけ足と難易度を上げていく。

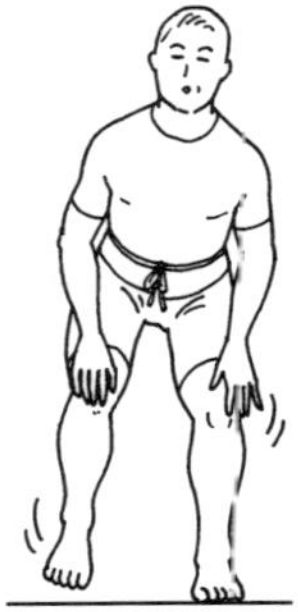

〈レベル5　片足上げ〉

レベル4の状態でブレーシングを維持しながら、息を吸って、片足を床から約2cm浮かせる。ゆっくりと息を吐きながら足を下ろす。足を替えて同様に。

③次に、5秒かけて息を吸い、5秒かけて息を完全に吐き切ります。

このエクササイズを行っている時は、胸式呼吸で鼻から息を吸い、口から吐くこと。

そして、吸気時も呼気時もヘソは②の位置のまま、ペットボトルが上下に動かないように気をつけます。

慣れてきたら、③の呼吸のペースを5秒から10秒に延ばしたり、運動中のように強く速く行ったりして、その状態でもブレーシングを維持できるようにします。

レベル2　ポジション　四つん這い

①膝立ちになり、口から息を吐き、ヘソの引き込みを意識しながら、最大限に腹をへこませます。そのままの状態で、ヘソの下3cmのあたりに紐を1周巻きつけて縛ります。

②四つん這いになって、口から息を吐きながら腹をへこませます。息を吸っても紐が腹に食い込まないようにへこませたまま、腰はニュートラルポジションを保持して、鼻から息を吸い口から吐く呼吸を繰り返します。慣れたら、呼吸を速く短くします。

レベル3　ポジション　膝立ち

レベル4　ポジション　中腰

レベル5　ポジション　片足を上げた中腰
レベル6　ポジション　立位

①いずれも図30に書いてある姿勢をとりながら、呼吸を行います。注意する点や慣れたら呼吸を速く短くする点は、レベル1やレベル2と同じです。
②レベル6の立位のブレーシングに慣れたら、その場で足踏みしたり駆け足をしたりしてもブレーシングが持続できるように練習します。

腹部のコンディションと腰痛

腰痛のケアに関して言えば、体幹を腹部と腰部に分けて考えるのはナンセンスです。表裏一体と言いますが、まさに腹部と腰部はつながっていて互いに影響を及ぼし合っているのです。日常動作は身体の前面で行われることが多く、そういう状態では、腹筋群が能動的に活動して体幹の運動をコントロールし、背面の筋肉は受動的に活動して体幹の運動を抑制する役目をはたしています。多くの人は、腰が痛むと腰ばかりを意識しますが、腰痛症の根本的な原因は、インナーユニットのアンバランスな長さや張力によって、体幹に傾きや捻《ね》じれが生じることにあるのです。

実際に腰痛を訴える患者の腹部を触診すると、腹筋群がアンバランスな硬さになっていて、深呼吸した時にスムーズに腹の表面が膨らまない状態になっていることが分かります。こういう場合、腹部にオイルマッサージをしてからストレッチを行うと、体幹の傾きや捻じれ、骨盤のスライドが改善されて、腰痛が一気に緩和されます。

ちなみに、消化器のコンディションも腰痛に関係があります。腰痛を抱えている人の場合、下痢や胃痛が起きると併せて腰の痛みも出ます。

動作の前にブレーシングを

ここまで、ニュートラルポジションとインナーコルセットの重要性をお話ししてきましたが、もう1つ大切なのは、ブレーシングしてインナーコルセットを働かせるタイミングです。慢性の腰痛症患者はインナーコルセットが全く働いていないか、先に手足を動かして、インナーコルセットが後から遅れて作用するため、腰椎が無防備な状態にさらされがちです。どんな些細《ささい》な動作であっても、動作を起こす前に必ずブレーシングして備えておくことが大切です。腰痛のケアでは、これを「フィードフォワード」と言います。最初のうちは意識しないとうまくできませんが、練習を積めば無意識にできるようになります。とにかく、「先にブレーシング、次に手足を動かす」と覚えてください。

慢性腰痛で苦しんでいた私も、屈んで物を拾う時や重たい物を持つ直前にブレーシングを行うフィードフォワードでウエストを固めるようにしてからは、腰を傷めて寝込むようなことは一切なくなりました。「今日は腰が張っているな」と感じる日には、特にフィードフォワードを心がけるようにしています。

実際、何度も起床後の洗顔中にギックリ腰を起こしていた人が、フィードフォワードを意識するようになってから、一度もギックリ腰を発症しなくなっています。

全ての人がニュートラルポジションとインナーコルセット、そしてフィードフォワードのタイミングをマスターすれば、一生腰痛と無縁でいられるかもしれません。

第6章　腰痛防止——体に優しい作業環境づくり

メンタルヘルスの実情

昨今、メンタルヘルスが社会的な問題となっています。行政も企業にメンタルヘルス対策を行うように指導しており、常時50人以上の従業員を抱える企業には産業医の選任が義務づけられています。しかし実際には、職場ごとの状況に応じたプログラムではなく、産業医や心療内科医が用意した画一的なプログラムが使われるケースが多く、従業員たちも「どうせ会社もポーズだけなんだ」という思いが強く、ほとんど関心を持っていません。

こういう状況になっているのには理由があります。複数の産業医に聞いてみたところ、彼らも雇われている身である以上、企業のトップの意を損ねるような活動は行えず、結局はありきたりなアプローチになってしまっていることが多いという話でした。

これまでに私は多くの企業から講演を依頼されましたが、総務部や人事部の担当者に「従業員の心身のコンディションを把握するためのアンケートを実施したい」と申し出ると、「自分のコンディションを上司に知られて出世のラインから外されるのを警戒して、本当のことなんて言いませんから」と言われ、全て断られました。心身の状態が深刻であるほどそれを隠そうとするので、会社が雇った専門医にありのままを話す従業員は滅多にいないようです。でもこれでは、職場の本質的な問題は浮かび上がってきません。

メンタルヘルスケアにも役立つフィジカルヘルスケア

私は4年前からさまざまな企業にかかわる仕事をしています。その内容は、従業員の作業環境・作業姿勢を観察・分析して、職場のフィジカル・メンタル両面のリスクを探り、その結果をセミナーの場で報告して具体的な改善方法を紹介するというものです。この活動を始めた理由は2つあります。

1つは数多くの患者と接していて、これ以上頸椎《けいつい》症や腰痛症の患者を増やさないためには、実際の職場に足を運んで現状を調査し、その会社に適した実効性の高い改善プログラムを行っていかなければ、いつまでも状況が変わらないと感じたからです。

2つめは、「精神的なダメージはメンタルヘルスケアをすれば改善される」という、既存の考え方に限界を感じたからです。これまで私が見てきた精神的なダメージのある人は、必ずと言っていいほど頭が前に出た姿勢となっていて、後頭骨と頸椎をまたぐ後頭下筋群などの頸部の筋肉が緊張して盛り上がっています。第2章でも述べたように、この状態は脳へ血液を送る血管を圧迫するため、脳の働きが低下して思考力や集中力が鈍り、瞬時に適切な判断をするのが難しくなるのです。

私は医師ではありませんが、これまでの経験から、より効果的なメンタルヘルスケアの実現には、何よりもフィジカル面での過度なストレスを軽減することから始めるべきだと思うようになりました。それには、労働環境と作業姿勢・作業動作の改善を徹底することが何よりも必要なのです。

これまでセミナーを行ってきた企業からは、「パソコンのモニターの高さを調整しただけで片頭痛が改善し、いつ脳卒中などを起こすか分からないという不安から解放されました」「デスク作業時に、足台を置いて背もたれを使うようにしたら、頸肩部と背腰部の痛みが緩和されてイライラしなくなりました」「この歳になって、腰痛の原因が座り方にあったことが実感できました」などの従業員の感想が寄せられ、効果が実証されつつあります。

企業の総務部や人事部の人たちの中には、「腰痛や頸《くび》のこりを改善すると、仕事のパフォーマンスにどれほどのメリットがあるのか？」と疑問に思う人がいるかもしれません。

しかし、ささいなこりや痛みでも、慢性化すればメンタルヘルスを脅かします。肩こりや腰痛などの症状は、すぐに生死にかかわらないと思われがちですが、侮ってはいけません。痛みが慢性化すれば、集中力や忍耐力、想像力などが低下するのは当然の成り行きで、これが仕事の効率と生産性にも悪影響を及ぼすのです。そのまま放置すれば、ストレス耐性が次第に低下していき、普通なら何でもないような出来事にもうまく対応ができず、パニック状態やうつ的な状態に陥ってしまうケースもあります。

私が推奨するフィジカルヘルスケアは、メンタルヘルスケアとしても十分に役立ち、シンプルでコストもかからないので、企業のトップが難色を示すようなものではありません。今後は、孤軍奮闘している産業医や心療内科医の方々と協力して、従業員を総合的にケアするプログラムを作成し、普及させていきたいと思っています。

サラリーマンもアスリートと同じ

よく「スポーツ選手は身体が資本だからたいへんですね」と言う人がいますが、これはアスリートに限った話ではなく、個人商店の店主から会社勤めのサラリーマン、大企業の経営者まで、「倒れてしまったら後がない」のは皆同じです。

以前に勤めていた青山のスポーツクラブには、ゴールドマン・サックスやモルガン・スタンレーなどの、外資系の金融企業で働いているアメリカ人がたくさん通っていました。彼らは午前6時のオープンと同時に入館してきて、1時間ほどハードに泳いだり筋トレをしたりしてみっちりと汗をかいてから、アドレナリンが出まくった状態で出社するのが習慣になっていました。

「何時に寝て何時に起きるのか？」と尋ねたら、「10時には寝て5時には起きているよ。タフな仕事をこなすには良いコンディションを維持しないとね」と返事が返ってきました。外資系で働く人は高額な報酬を獲る分、パフォーマンスが悪ければ突然クビにされるような極めてドラスティックな契約を結んでいるため猛烈に働くわけです。そのため、限られたプライベートタイムの中でもワークアウトをする時間を優先的に確保し、寝食を含めた体調管理に余念がありませんでした。

彼らに比べると、日本のサラリーマンのライフスタイルはどうでしょう。エクササイズを習慣化している人は非常に少なく、多くの人が前日の疲れを引きずったまま通勤し、なかには前夜の酒を身体に残したまま出社している人もいる始末です。

日本人のサラリーマンに運動や体調管理の重要性を説いても、「疲れちゃって運動なんかできないよ」「外資系で働いている連中は身体のつくりが違うから仕方ない」「俺だって同じくらいの給料もらえば、体調に気を配るよ」なんて言い訳が返ってくるのが関の山です。

労働環境がなかなか改善されないのは、こういうコンディショニングに対する意識の低さも関係しているでしょう。頸や背中がパンパンになるようなデスク環境でも、「こんなものだろう」と受け入れてしまい、自分で工夫して改善しようとしている人は滅多にいません。

しかし、自らが職場環境や作業姿勢を見直して、少しでも余計な負担を減らすように心がけなければ、自分の身体が蝕《むしば》まれていくだけです。劣悪な環境で働き続けて体調を崩したり、頸椎症や腰痛症を悪化させれば、戦線離脱を余儀なくされる場合もあるでしょう。その時になって、あわてて病院に駆け込んでも遅いのです。そうなれば、本人は積み上げてきた信用とポストを失い、経営者は休業・離職の手当、人材補塡《ほてん》、退職金など、大きな金銭的リスクを負うことになり、双方にとってたいへんなマイナスになります。

三日坊主の人のための提案

やはり、根本的な改善を求めるのなら、地道に継続していくほかありません。定期的に本格的に行うエクササイズができれば一番良いのですが、それを言うと、毎日の忙しさを理由にする人たちや三日坊主の人たちにはなかなか実践してもらえそうにありません。

そこで、今までのセッションや企業での活動の経験から、日常的に取り入れやすく努力を要さない改善法を考案しました。ここで提案するものには筋トレのような「苦しい」ものは含まれていませんので、ぜひ読者の方々も試していただきたいと思います。

身体の一部、椅子を選び直す

腰痛に悩む人の中には、オフィスでも自宅でも、一日の大半を座って過ごしている人がいます。第2章でお話ししたように、人間の骨盤は座ると後傾して脊柱《せきちゅう》が彎曲《わんきょく》しやすいため、自分の体格にマッチした椅子を選ばないと背面の軟部組織に負担がかかってしまいます。

大抵のケースではまず机を選び、その机に合わせて椅子を購入するようですが、これは本当は順序が逆です。人は一日中椅子に座っていることはあっても、一日中机に座っていることはないからです。椅子は座る人の一部となって上体の重さを支えてくれるわけですから、購入する時はデザインよりも身体への影響を考えて選ぶべきです。企業のオフィス環境の責任者も、ぜひ、このことを考慮に入れて選択してほしいのです。

仕事用の椅子を選ぶ時の基準は次の4点です。

①後頭部を支えるハイバックタイプのもの

理由：後傾姿勢になった時に頭部が支えられ、頸部に負担がかからない。

②座面と肘掛《ひじかけ》の高さを調整できるもの

理由：座面が高すぎると、椅子の下で足がブラブラと遊んでしまい、腰への負担が増す。肘掛が動かないと、頸の筋肉で腕を釣り上げることになる。

③膝裏《ひざうら》が5㎝ぐらい離れるような座面の大きさのもの

理由：座面が大きすぎると、座面の先端が大腿《だいたい》神経を圧迫してしまう。
④キャスター・ストッパー機能がついているもの
理由：作業している時に脚を固定しておくと、姿勢が崩れにくくなる。

背もたれと足台

これまで多くの企業や学校へ取材や見学に行きましたが、背もたれを正しく使っている人は非常に稀《まれ》でした。

これも第2章のおさらいですが、上体が1度でも前傾すると腹筋群が弛緩《しかん》して脊柱起立筋は緊張し、反対に上体が1度でも後傾すると腹筋をはじめ前面の筋肉が緊張して脊柱起立筋は弛緩します。つまり、人類の宿命とも言える腰痛症の予防・改善には、脊柱起立筋を緊張させないように、背もたれに寄りかかった後傾姿勢の時間を増やすしかないのです。

最新の人間工学に基づいた数十万円もする椅子には、背もたれに高度な工夫がなされています。しかし、そういう椅子を使っていても、パソコンに向かっての作業や書きものをする時に、上体が前傾して背もたれから離れてしまっては意味がありません。肝心なのは、どうしたら背もたれから離れない姿勢を続けられるかなのです。

実は、今の椅子のままでも、高価な椅子に負けないくらいのサポートと、腰部のストレス解消を実現させる方法があります。それが、私がぜひにとお勧めしている「足台」の設置です。

多くの人は自分の脛《すね》の長さに対して座面が高すぎるため、椅子の下で足がブラブラと遊んでいます。足底が床に接地していないと上体の重さが全て腰椎—仙骨部にかかってしまい、下部腰椎の椎間板の変性を助長させることになります。さらに、上体を垂直に保持したり後傾させたりするのに必要な足のふんばりを利用することができないため、上体が丸まって脊柱起立筋が伸長性のストレスにさらされることになります。そうして、仙骨から頸部にかけての血流低下から慢性の痛みや痺《しび》れが生じるわけです。

足台の高さと設置位置

足台に足をのせると上体の重心が後方に移動して、自然に上体が背もたれにつくようになります。足台の高さは、膝関節《しつかんせつ》が股関節《こかんせつ》よりも高くなるくらいがちょうど良く、電話帳

図31　理想的な座り方

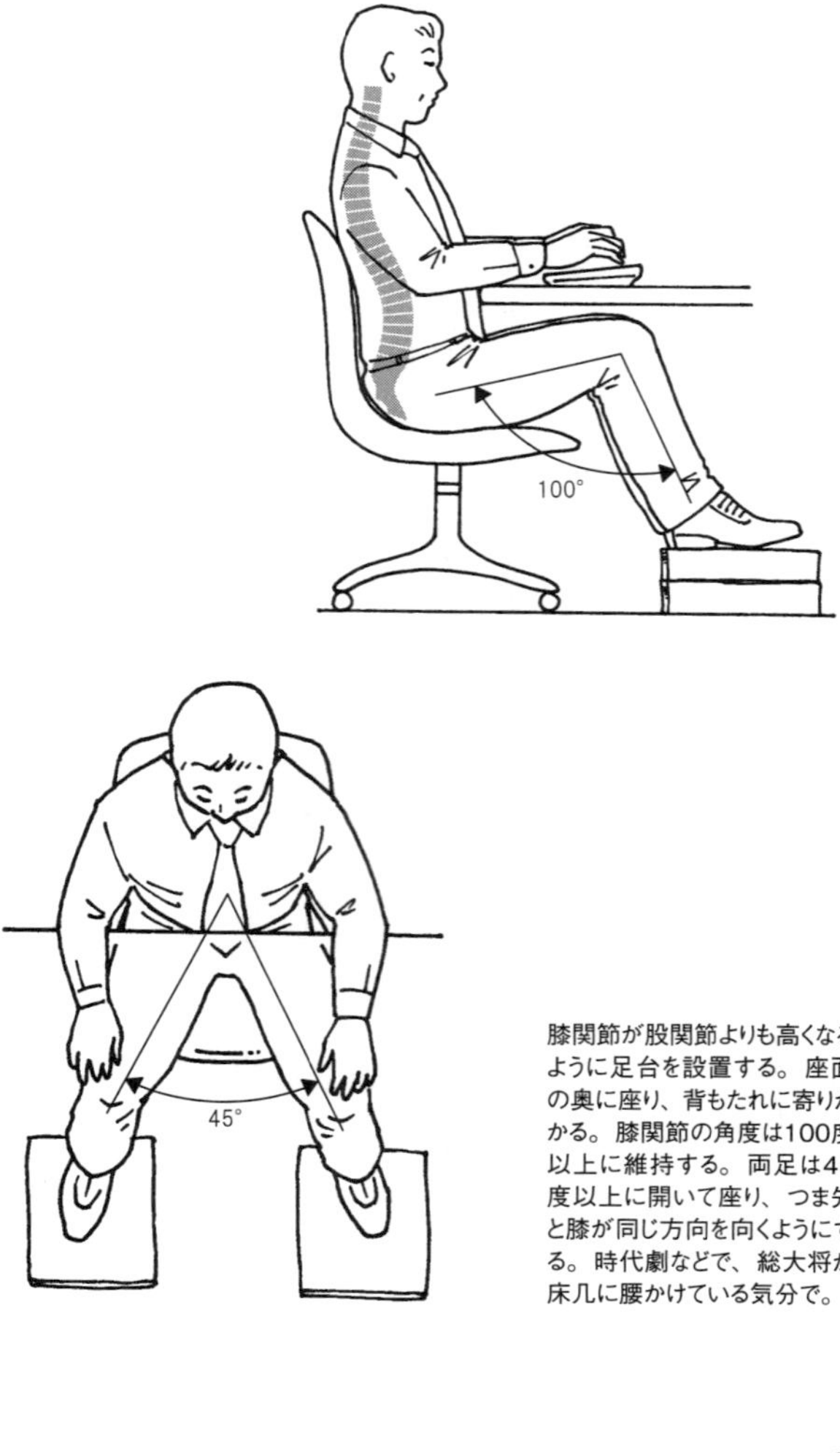

膝関節が股関節よりも高くなるように足台を設置する。座面の奥に座り、背もたれに寄りかかる。膝関節の角度は100度以上に維持する。両足は45度以上に開いて座り、つま先と膝が同じ方向を向くようにする。時代劇などで、総大将が床几に腰かけている気分で。

やマンガ雑誌などの厚めの雑誌を2〜3冊ほど重ねて、ビニールテープで固定して作ります。そして、大腿骨と脛骨《けいこつ》の角度が100度ぐらいになるような位置に置くのがベストです。足台に両足を45度以上開いてのせ、つま先と膝が同じ方向を向くようにします。最後に、身体と机が密着するくらいの距離に椅子を移動し、上体の丸まりを防ぎます。足台を使うと、足のふんばりがきいて、足を組む必要がなくなり、上体のブレがなくなるのを実感できるはずです。やがて足台なしでは落ち着かなくなるでしょう。

また、屈んで作業する時や低いテーブルを使って作業をする時なども、この足台に片足をのせておけば、その足に床からの反作用が働きます。このことが腰にかかるストレスを軽減し、腰痛予防に大いに役立ちます。

書見台を使う

書類の置き方や書きもののやり方にも工夫が必要です。多くの人は机の上に置かれた書類を覗《のぞ》き込むようにしながら読み書きをしています。この状態では、頭部が前方に垂れるので頸部に負担がかかるだけでなく、脊柱起立筋全体の緊張が高まってしまいます。

ですから、いくら良い椅子にしたり足台を使ったりしても、対象物がフラットな机の上に置かれていたのでは効果が薄れてしまいます。対象物に合わせた姿勢をとるのではなく、姿勢に合わせて対象物の位置を移動させるのが正しいやり方です。

お勧めは「書見台」に置いて書類を読むことです。足台と書見台を併用すれば背もたれから離れずに作業が行えるので、脊柱起立筋にかかるストレスを大幅に軽減することができます。セミナーの時に書見台の話をしても、その存在すら知らない人が多いのですが、ネットで「書見台」と検索してみれば、1000〜2万円ほどでいろいろなタイプのものが売られています。最近ではノートパソコンをのせて使うことも可能な書見台もあります。長時間パソコンを使う人には、ノートパソコンよりもデスクトップをお勧めしていますが、この台を使えば目の高さにモニターがくるようになるので、頸への負担が軽減されます。ノートパソコンを常用する人はぜひ活用してほしいアイテムです。

また、パソコンはどのようなタイプにしても、モニターが低すぎれば頸に負担がかかり、高すぎると目を大きく開けることになり、ドライアイになりかねないので、モニターの上辺あたりが目線の先にくるように調整してください。

図32　書見台の使用例とディスプレイの高さ

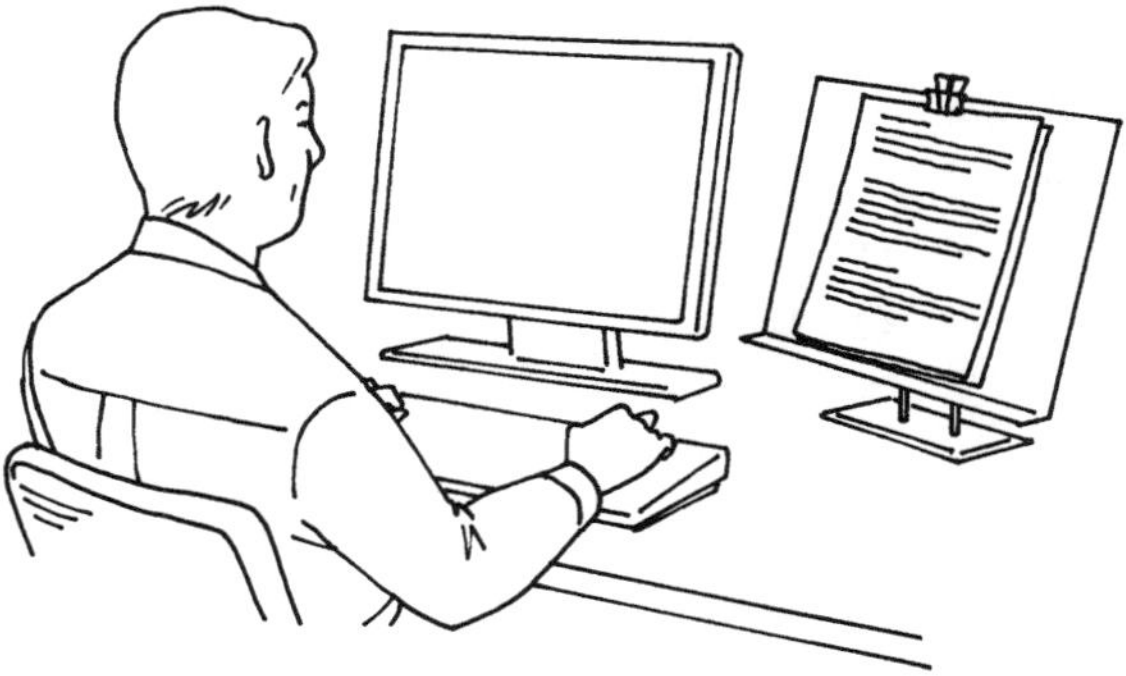

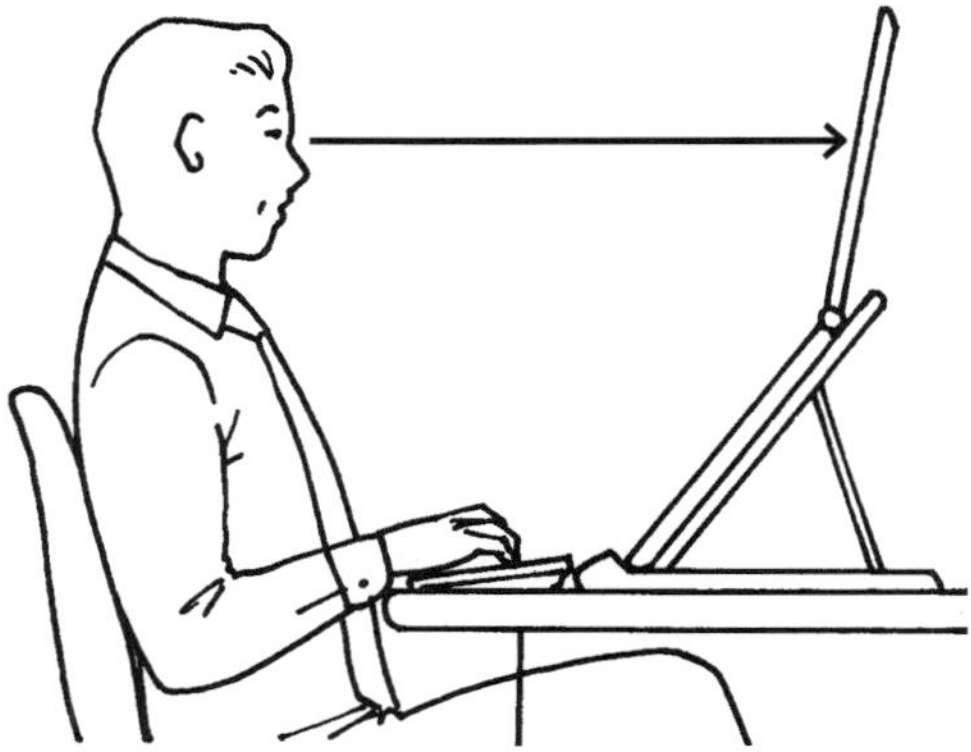

書類は書見台などを使って目の高さにキープ。パソコンの画面も下を向かずに済むように、台を使って調整を。ノートパソコンの場合、キーボードは外づけのものを使用するという手もある。

肘掛を利用する

慢性的な頸のこりを抱えている人の作業を観察すると、肘掛のない椅子に座っているか、肘掛があってもそれに対して机が高すぎるため、前腕が宙ぶらりんの状態でキーボードを打っているケースが多く見られます。特にマウスを扱う右肩の筋肉が短縮しやすく、平常時でも右肩が上がっている人が多いのです。

片方の腕の重さは4kg前後あり、前腕が肘掛で支えられていないと、頸にある僧帽筋上部や頸椎と肩甲骨とにまたがっている肩甲挙《けんこうきょ》筋が腕の重みを支えることになってしまい、これらの筋肉が短縮して頸椎の関節にストレスを与えるだけでなく、トリガーポイントの生成を促進して頸のこりや頭痛を誘発する原因となります。

対策としては、肘掛のついた椅子に換え、肘掛に前腕をのせた時に、前腕がフラットになるよう座面の高さを調整してください。それができなければ、せめて机上に前腕を置くことを心がけるだけでもかなり違います。

タオルで骨盤の傾きを補正する

幼少の頃は足を組まないのに、中学生くらいになると足を組むようになるのはなぜでしょう。私も大人たちが足を組む姿を見て「格好つけているんだな」と思っていましたが、いつしか自分もやるようになっていました。

実は、人が足を組むのには、れっきとした理由があるのです。

人は10歳ぐらいになると、下肢《かし》の筋肉の長さがアンバランスになって、脚長差が生じるようになります。この脚長差によって、骨盤の高さに差が出てきます（左右の腸骨の大きさが異なる場合もあります）。立っている時の骨盤の高さの違いは、座っている時にも変わることなく、骨盤が高い方から低い方へと上体が傾きます。脳は下がっている側の足を上に組むことによって、骨盤の水平性を獲得しようとしているのです。

しかし、足を組むと骨盤や脊柱に側彎や捻《ね》じれが生じるため、左右の脊柱起立筋の長さと緊張が非対称になって、痛みが出る原因となります。

手軽で有効な対策としては、いつも足を上に組む方の側の坐骨《ざこつ》の下へ、２㎝くらいの厚さにたたんだタオルを敷くことです。こうすることで骨盤の水平が保たれ、脊柱の側彎が

図33　タオルで骨盤の傾きを矯正

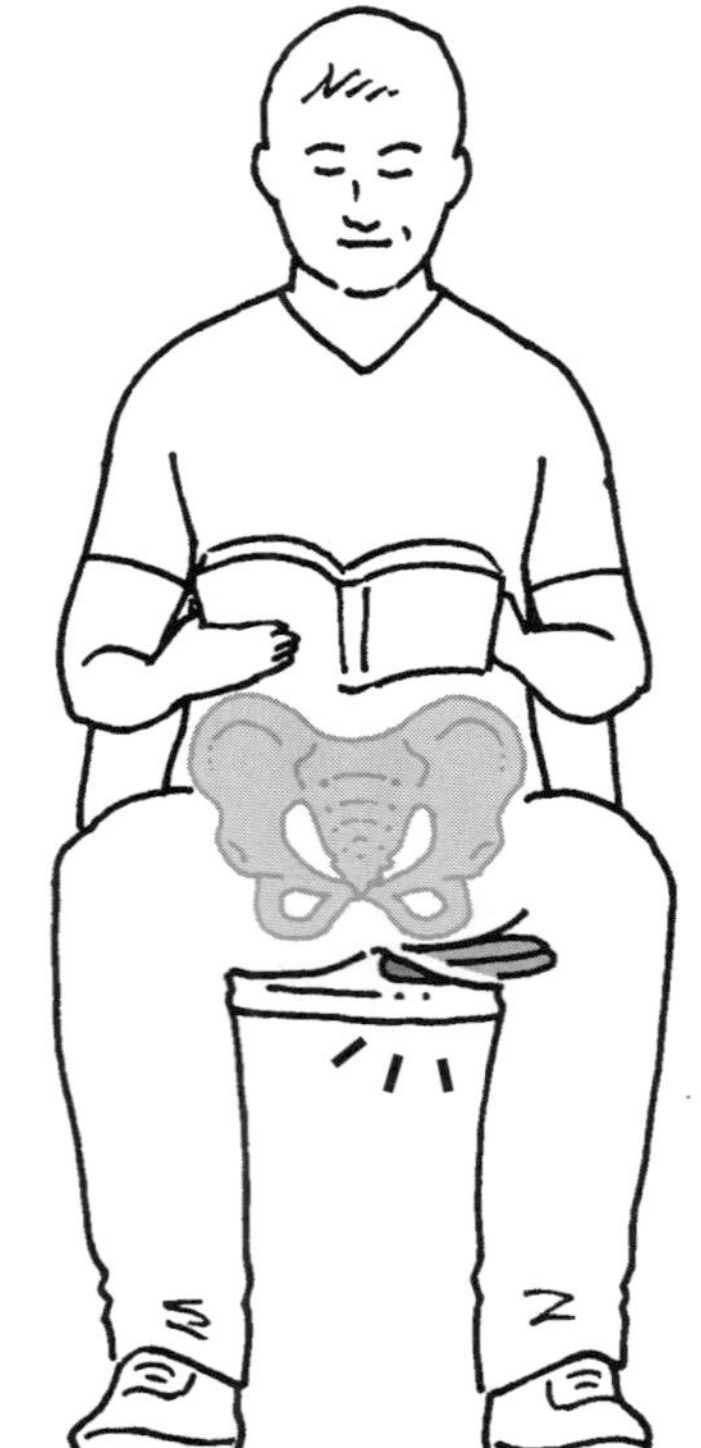

両足を45度に開いて座り、普段足を組んでのせる側の坐骨の下に、厚さ2cm 程度のたたんだタオルなどを敷いて、骨盤を水平にする。

回避できるのです。この方法を実践した人たちからは、「以前は長時間座っていると腰の決まった部位が疼《うず》いていたけど、タオルを敷くようになってからは症状が出なくなった」といった感想が多く寄せられています。シンプルな方法ですが、肩こりにもきき、効果は絶大ですから、足を組む癖のある人はぜひ試してみてください。足を組む気がしなくなることうけあいです。

デスクワーカーのためのストレッチ、50分に1回必ず

基本的には、第5章で紹介した「座って行う疲労回復ストレッチ」や「立って行う腰部の疲労回復ストレッチ」を50分に1度実践する習慣を身につけてください。

また、骨盤と上体が捻じれた状態で座っている人は、普段の捻じれの癖とは反対の方向へ上体を回転させるストレッチを行うと、脊柱起立筋のストレスが左右均等になって、背中の痛みが楽になります。図34のように、骨盤の捻じれを正しく正面に向けた位置で固定し、背もたれを摑《つか》みながら上体を捻じれとは反対の側に回転させ、脊柱に付着する筋肉をストレッチします。

図34　デスクワーカーのためのストレッチ

「50分に1回は必ず行ってください」

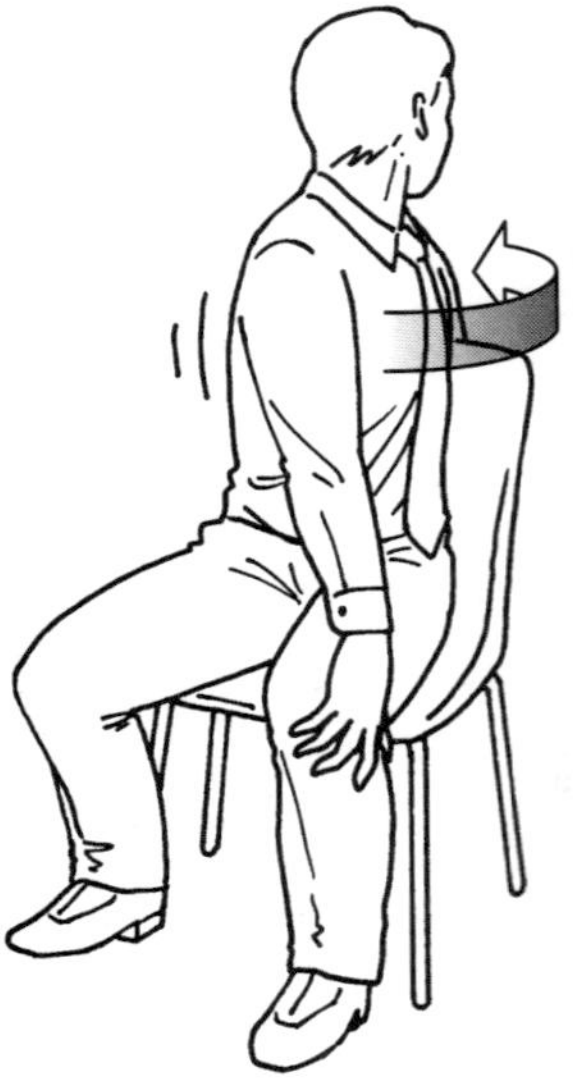

〈体幹→上体〉

左に捻じる場合は、右手で左大腿部の外側を内に押しながら、左手で背もたれを掴んで上体を最大限捻じる。
まず左右やってみて回旋しにくいのがどちらか分かったら、普段は回旋に制限がある方だけ行う。20秒間。

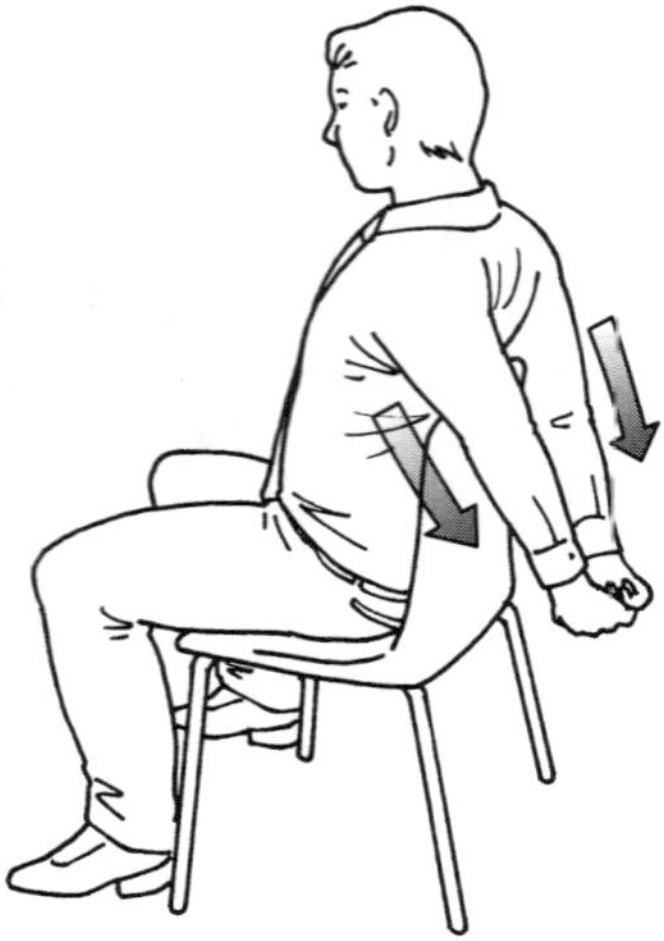

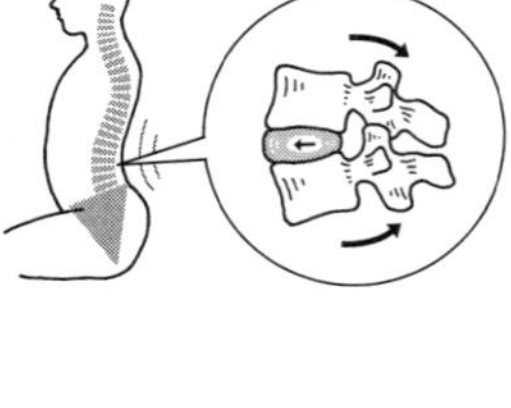

〈胸筋の短縮を防ぐストレッチ〉

座面の奥に座り、背もたれの後ろで両手を組む。肩を後方に引き肩甲骨どうしを引き寄せてから、組んだ手を床に向かって引き下げる。

さらに、背もたれの後ろで両手を組み、肩を後方に引きながら組んだ手を床に向かって引き下げるストレッチも効果的です。胸部が伸びて、背中の筋肉の血流も回復します。

ドライバーはフットレストを活用

タクシーや長距離トラックなど車の運転を仕事にしている人は、慢性腰痛になる確率が高いと言われています。運転中は車体の振動にさらされ続けていますが、椎間板はこのような持続的な振動が苦手なのです。車で営業に回る人も注意が必要です。

また、オートマティック車を運転する人はマニュアル車を運転する人に比べて、腰痛になるリスクが高いと言えます。マニュアル車であれば頻繁にクラッチ操作が入るので、両足を置く位置にあまり差はありませんが、オートマティック車では、左足をフットレストに置かずに床で遊ばせている人が多いため、常にアクセルを踏む右足が前に出た格好になり、骨盤が左に捻じれてしまい、腰痛の誘発要因となるのです。

ドライバーのための腰痛回避5原則

ドライバーの人は腰痛を回避・改善するため、次に挙げる5つのことを実践してください。

①座面の先端を高くしてシートに寄りかかり、腰椎が当たるシートのランバーサポート部を使ってニュートラルポジションを保つように心がけます。
②アゴを引いて、後頭部がヘッドレストから離れないようにします。
③オートマティック車のドライバーは、フットレストに左足をのせます。
④骨盤が左側にずれてしまう場合は、左側の坐骨の下に厚さ2㎝にたたんだタオルを敷きます。
⑤背もたれの角度は、約100度に調節し、シートベルトを締めましょう。

鞄を持ち換える

街を行く人を観察していると、荷物を持っている側に骨盤がスライドして上がり、上体

図35　理想的な運転姿勢

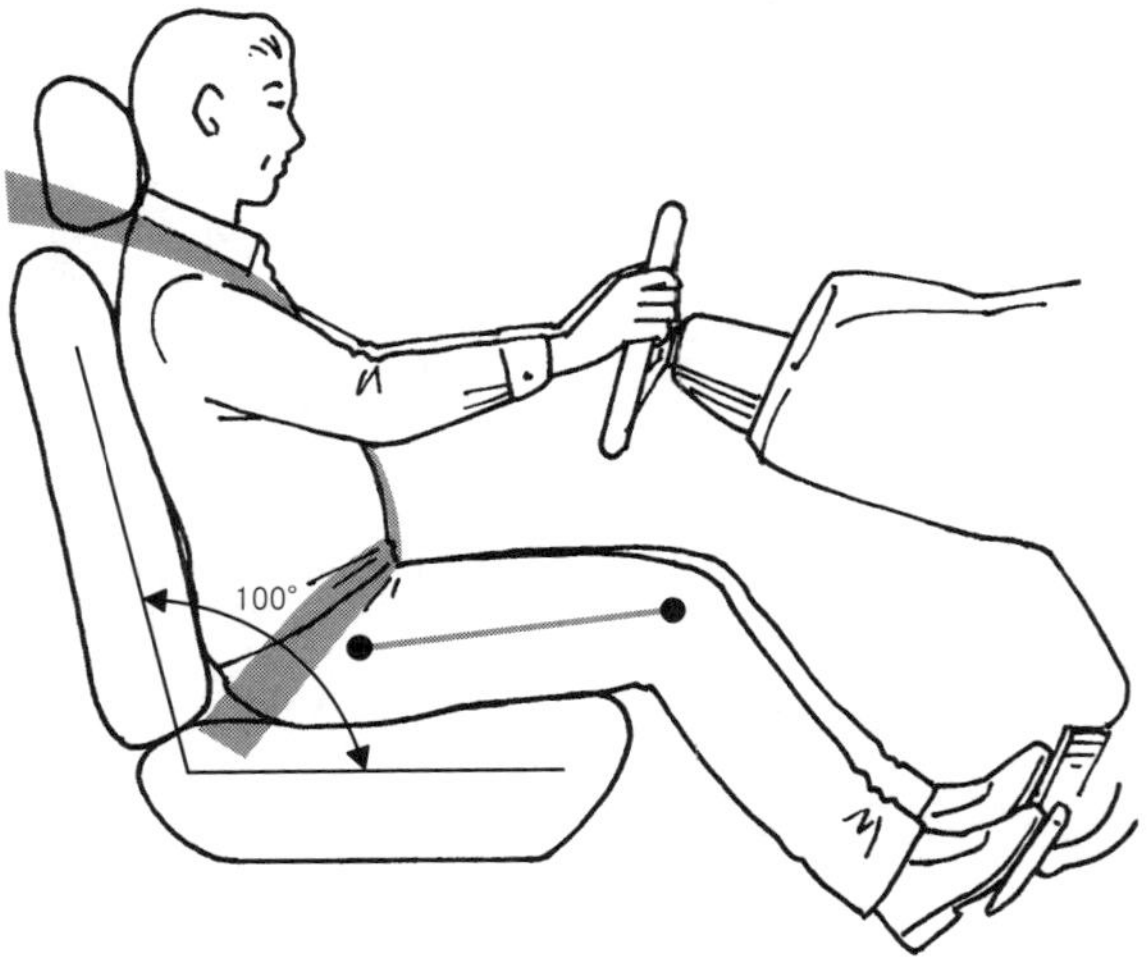

股関節よりも膝関節が高くなるように、座面の先端を少し上げる。
背もたれと座面の角度は100度に調整。左足はフットレストにのせる。
運転中はアゴを引き、後頭部がヘッドレストから離れないように心がける。

は荷物を持っているのとは反対の側に傾いているのが分かります。

ショルダーバッグや手提げ鞄《かばん》を持っている時にいつも決まった側の肩や手を使う人は、骨格筋がアンバランスになるリスクが高く、いずれ頸肩部や腰部に何らかの症状が現れるようになります。できることならば、今日から反対側の手や肩も使うようにしてみてください。最初はショルダーバックが肩からずり落ちてしまうので、斜めがけにすると良いでしょう。「不慣れで持ちにくい」「肩からずり落ちてくる」とすぐにやめてしまう人が多いのですが、こんな小さな努力が、のちのち大きな利益を身体にもたらしてくれるのですから、諦《あきら》めないでください。

荷物を運ぶには、両肩に均等な重さのかかるリュックサックがベストですが、見た目上の問題もあり、なかなか実行してくれるサラリーマンがいませんでした。最近は、スーツ姿にも似合うリュックサックを見かけるようになり、喜ばしいことだと思っています。

第7章　腰を守る日常動作

日常の動作にも理想的なフォームがある

今まで正しい姿勢についてのお話をしてきました。車のシャーシが歪《ゆが》んでいたらドライバーの意図した通りに走行しないように、骨格に歪みのある人は必ずと言っていいほど身体のどこかに異常をきたします。腰痛はその典型的な例です。スポーツにおいても、日常の姿勢が崩れているアスリートは、いくらパフォーマンスでのフォームを改善しても、スランプに陥ったり怪我を繰り返したりします。日常の姿勢が全ての基本なのです。

そして、その姿勢と並んで大切なのが日常の動作のフォームです。

スポーツの世界には、少しでも高いレベルのパフォーマンスを行うための理想的なフォームがあります。そして、長い練習の末に獲得したフォームでも、その後練習から遠ざかれば微妙な崩れが生じるので、アスリートたちは日々こまめにチェックを行うのです。

私たちが毎日何気なく行っている動作にも、スポーツの場合と同様、理想的なフォームがあります。これを身につければ、日常生活の中での運動効率が高まり、障害のリスクを最小限に抑えることができます。

この章では、腰痛の予防・改善に役立つ日常の動きについて見ていきましょう。

7つの基本動作「プライマルムーブメント」

人間には、原始時代から現代に引き継がれてきた基本動作が7つあります。

Push（押す）

Pull（引く）

Twist（捻《ね》じる）

Bend（屈む）

Squat（しゃがむ）

Gait（歩く）

Lunge（踏み込む）

これら7つの基本の動作パターンを「プライマルムーブメント」と言います。あらゆる動作は、このプライマルムーブメントの組み合わせによって成り立っています。

例えば、テニスのバックハンドはLunge（下肢《かし》）とBend（屈む）＋Twist（体幹）が組み合わさっていて、野球の投球はLunge（下肢）とTwist（体幹）とPush（上肢）の組み合わせで遂行されています。

顔を洗う、物を拾う、ドアを開けるなどの日常動作も、大抵は2つか3つのプライマルムーブメントが組み合わさったものです。

どの動作にも共通する大事なポイントは、腰のニュートラルポジションを常に保ちながら行い、下半身から運動が始まるということです。これが体得できれば、腰痛を引き起こすリスクが最小限に抑えられるだけでなく、あらゆるスポーツのパフォーマンスの向上にもつながります。

最も腰に負担がかかる「屈む」動作

一日に何十回と行う上体を屈める動作は、プライマルムーブメントの中でも最も腰部に負担をかける動きです。しかし、一般的に学校や医療機関などで屈む動作についての指導が行われていないため、多くの人が、知らず知らずのうちに腰に過度な負担をかけてしまい、「いつの間にか」腰痛になってしまうのです。

腰痛症患者にとっては一番辛《つら》くて不安なのがこの屈むというフォームだと言えますが、ニュートラルポジションを維持しながら屈むことを覚えれば、腰に集中していたストレスが尻と太ももの裏に分散されるのが実感でき、安心して屈めるようになるでしょう。ギックリ腰はあっても、ギックリ尻はないはずです。慢性の腰痛を改善するためには、次に説明する正しい姿勢と屈むフォームを体得することが大切です。

正しい屈み方の4か条

腰への負担が少ない正しい屈み方には、次のような4つのポイントがあります。

①足を腰幅に開く。
②膝《ひざ》を軽く曲げる。
③体幹はニュートラルポジションを維持しながら、後頭部―胸椎―仙骨の3点を直線にする。
④胸を張ってできるだけ上体を前方に倒し、臀部《でんぶ》を後方に突き出す。
※大切なことは、屈んでいる時にニュートラルポジションとインナーコルセットを維持

図36　正しい屈み方

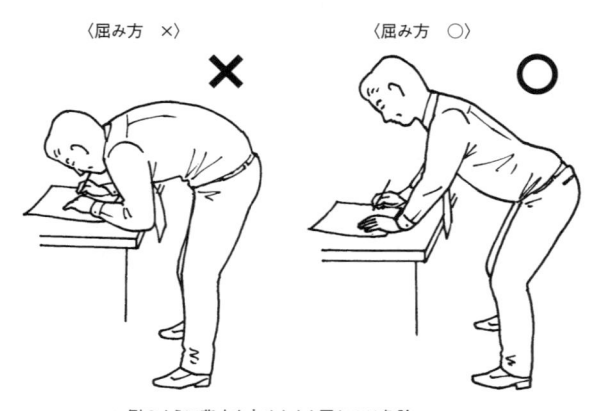

〈屈み方　×〉

〈屈み方　○〉

×例のように背中を丸めたまま屈むのは危険。

〈深く屈む〉

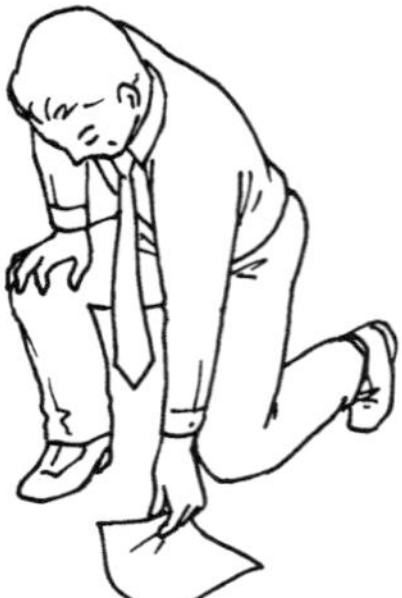

床の小さな物を拾う時などで、周囲に適当な物がない場合は、片方の膝に手をついて足を前後に広げて屈む。

〈手をついて屈む〉

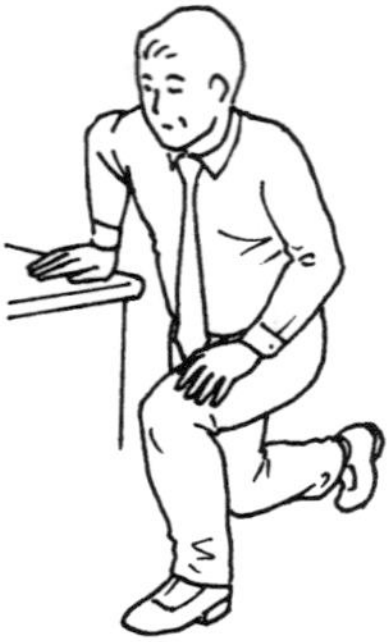

周囲のちょっとした物に手をついて屈むと安全。

し、出っ尻にして腰を丸めないことです。

周囲の物に手を置いて屈む癖をつける

近くの椅子や机に手を置きながら屈むと、上体の重さの一部が椅子や机に分散されるので動作が安定して楽になります。また、床にある小さな物を拾う時などは、片足を引いて前側の足の膝の上に手をつき、上体を垂直に保ったまま屈むと、腰にかかる負担を大幅に軽減できます。若い人たちにとっては、少々年寄りくさい動作だと思われるかもしれませんが、腰へのストレスを軽減するのに年齢は関係ありません。

正しい屈み方を利用した、物の持ち上げ方

正しい屈み方を覚えたら、今度はそれを利用して物を持ち上げるフォームをマスターしましょう。

物を持ち上げるフォームには「デッドリフト」と「スクワットリフト」の2種類があります。2つの持ち上げフォームに共通する基本は、やはり、動作の間にニュートラルポジ

ションを維持することです。それによって、屈んだ時に腰椎《ようつい》の椎間関節にかかる剪断力《せんだんりょく》（すべりを生じさせる力）を軽減し、ストレスを臀部やハムストリングスに分散することができます。

どちらの持ち上げフォームであっても、ハムストリングスが短縮していると、屈んだ時に骨盤が後ろに引っぱられて腰椎が丸まってしまい、靭帯《じんたい》と椎間板に大きなストレスをかけることになってしまいます。ハムストリングスと臀部のストレッチをこまめに行い、骨盤の前方への動きをスムーズにしておきましょう。

デッドリフトのやり方

「デッドリフト」は重量挙げの選手が実践している持ち上げフォームで、上体を深く前傾させ膝関節《しつかんせつ》と股関節《こかんせつ》の伸展力を利用して持ち上げます。200kg近くのバーベルを持ち上げられる男子のウエイトリフターでも、腰を丸めたフォームでパフォーマンスを行えば、50kg程度でも腰を傷めてしまうのです。

デッドリフトは、普通の持ち上げ方では腰に集中するストレスを、臀部とハムストリン

図37　デッドリフト

〈腿擦り体操〉

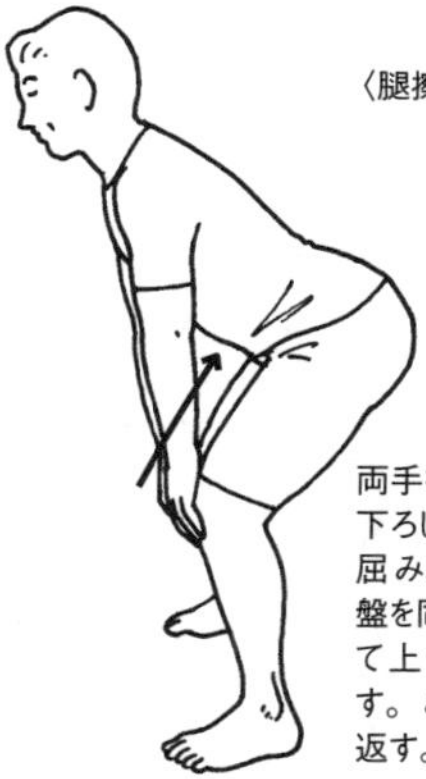

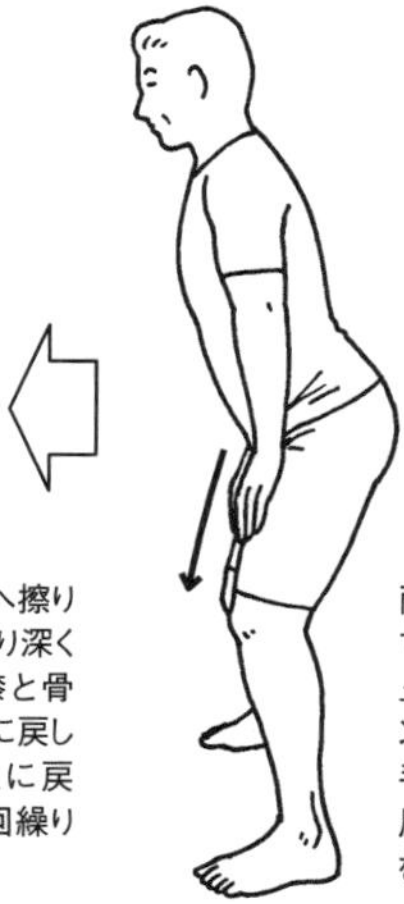

両手を膝の方へ擦り下ろしながらより深く屈み、次に膝と骨盤を同時に元に戻して上体を立位に戻す。これを数回繰り返す。

両足を肩幅に開いて立ち、上体はニュートラルポジションを保ったまま両手をももに置き、尻を突き出して膝を曲げ、少し屈む。

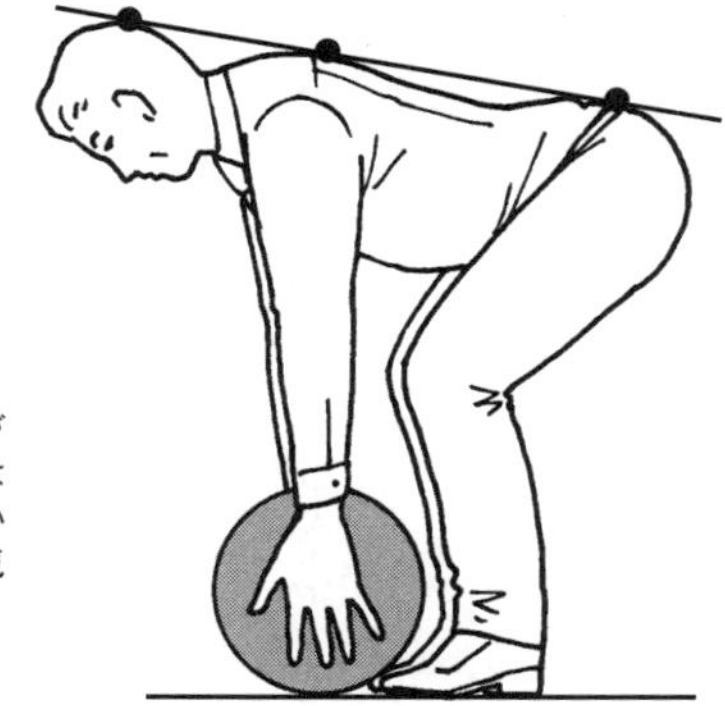

〈デッドリフトの基本〉

足をやや広げて、対象物が下ろした両腕の真下にくるように立つ。背中を丸めないよう意識しながら、出っ尻気味にして屈む。

グスに分散できるのが特徴で、このフォームをマスターできれば、持ち上げ作業中に腰を傷めることがなくなるでしょう。

最初からデッドリフトが完璧《かんぺき》にできる人は滅多にいません。まず、図37にある「腿擦《ももす》り体操」によって、膝関節と股関節を連動させた「腰椎骨盤リズム」を体得すると良いでしょう。また、身体を起こす時は、屈んだ状態から上体を背筋力で戻すのではなく、曲げた膝と突き出した骨盤を同時に元に戻すことで上体を立位に戻します。呼吸のタイミングは屈む前に鼻から息を吸い、インナーコルセットを持続的に働かせておきます。動作中は息を止めて、一つの動作が終わったところで口から息を吐きます。

誰かに後頭部—胸椎—仙骨へ棒を当ててもらいながら屈むと、膝関節と股関節の連動性が実感しやすくなると思います。

デッドリフトを行う時のポイント

①対象物より少し後ろに両足を広げて立つ。

②脊柱が正しいカーブになるように姿勢を調整し、ニュートラルポジションを維持するために、少し肩を後方に引いて胸を張る。

③目線を落とさずに、物を摑《つか》む。
④息は、屈む前に鼻から吸い、動作中は止めておき、終わったら口から吐く。
⑤作業中はブレーシングをキープする。

スクワットリフトのやり方

スクワットリフトは、相撲の蹲踞《そんきょ》に似たフォームで、上体を前傾させずに出っ尻にしてしゃがみ、大殿筋と大腿《だいたい》四頭筋を使って持ち上げる方法です。この方法は、ある程度下半身の筋力が強くないと、ふらついてしまうのが難点ですが、デッドリフトよりも簡単なのでお勧めです。引っ越し作業員が洗濯機などを持ち上げる時に使うフォームです。

最初は壁に手をついたり棒に摑まったりして感覚を摑む練習をすると良いでしょう。デッドリフトと同様、この動作でも大切なのが呼吸のタイミングで、屈む前に鼻から息を吸い、動作中には息を止めて、一つの動作が終わったところで口から息を吐きます。また、しゃがんでいく途中で骨盤が後方に傾き始めたら、それ以上深くしゃがむ必要はありません。

図38　スクワットリフト

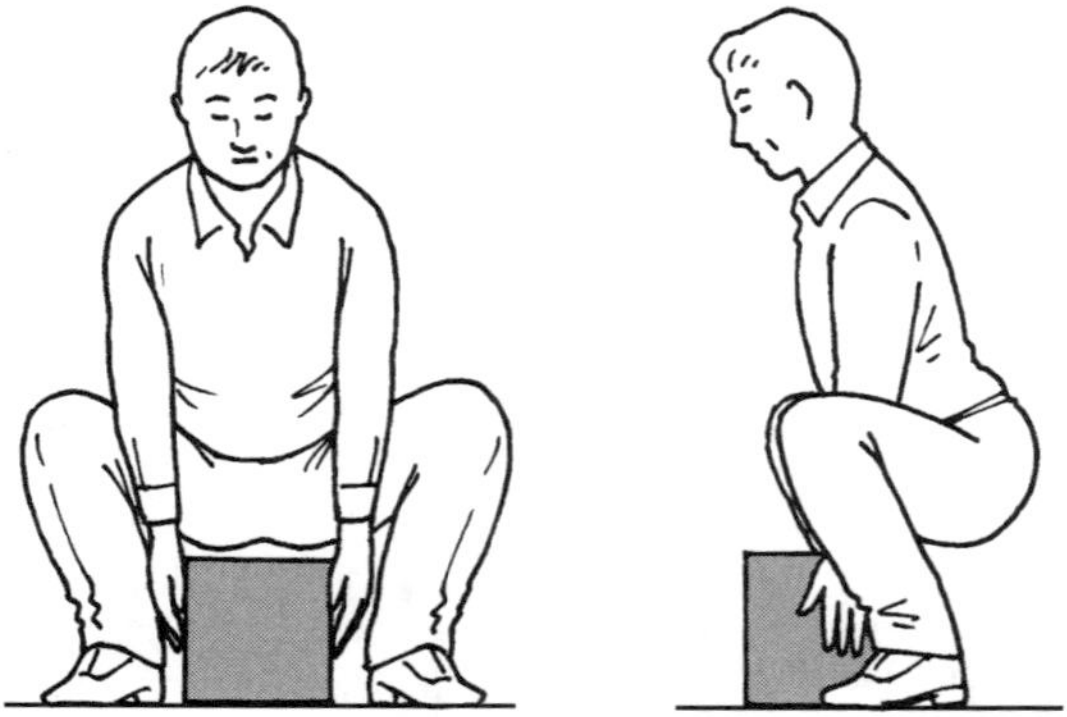

〈スクワットリフトの基本〉

デッドリフトよりも対象物の近くに立ち、スタンスは広く、つま先は15度ぐらい外側に向ける。両腕を伸ばしたまま、股の間に垂直に下ろす。

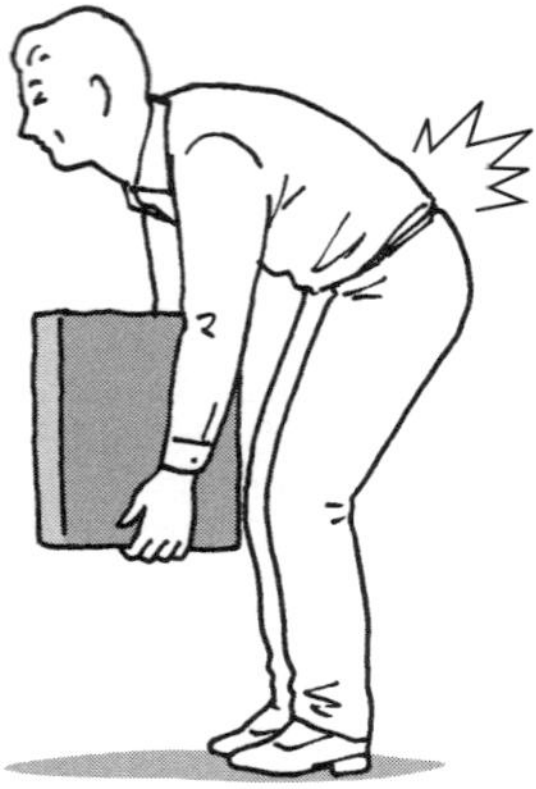

〈不適切な持ち上げ動作〉

ニュートラルポジションが崩れると、すべての負担が腰部にかかり、下半身の力を利用した挙上ができなくなる。持ち上げる物が体幹から離れれば離れるほど、腰椎にかかる負担が増大する。

大腿部の後ろ側が固い人は、両足を腰幅よりもずっと広めにして立つと、重心が低くなって屈む量が減るため、動作が楽になります。

スクワットリフトを行う時のポイント

①デッドリフトよりも対象物に近いところに立つ。
②腰幅よりも広くスタンスをとり、つま先は15度くらい外側に向ける。
③動作中は、つま先と膝が同じ方向に向くようにする。
④動作中は、骨盤を前傾させたままでブレーシングを維持する。
⑤両腕は伸ばしたまま股《また》の間に垂直に下ろす。
⑥目線はやや上にキープする。
⑦屈む途中で骨盤が後傾し始めたら、それ以上深く屈まない。
⑧鼻から息を吸ってから屈み、動作中は息を止め、終わったら口から息を吐く。

絶対にやってはいけない持ち上げ動作

次のような持ち上げ方は腰痛を発症する原因になりますので、決してやらないでください。

①膝を伸ばしたままで上体を屈める。
②屈む動作をしている時に腰を丸める。
③アゴを上げすぎる。
④息を吸った時に腹を膨《ふく》らませてしまう。
⑤屈んだ状態から上半身を起こす時に、上体が垂直になる前に膝関節が伸びてしまう。
⑥腰部を丸めながら上体を捻《ひね》って持ち上げる。
⑦足元から離れたところにある物を持ち上げる。腰椎への負担が著しく増大する。

腰痛予防の日常動作

1　顔を洗う

起床後の洗顔時にギックリ腰に見舞われたという人が非常に多いので要注意です。これについては、第5章で述べたフィードフォワードがキーワードになります。

人間の脳は、本来、これから行う動作の負担の大きさに応じて備えをするようにできています。腰を保護する場合には、必要な分だけ腹圧を上げて、椎間関節への負担を減らしたり関節の過剰な動きを抑制したりするわけです。しかし、起床直後で寝ぼけていたり、他のことに気をとられていたりすると、フィードフォワードが機能せずに、顔を洗おうと屈んだ程度の負荷で腰部の組織を損傷してしまうのです。

また、寝ている間に骨格筋の血流が低下して固まっているため動きづらくなっているうえに、起床後1時間は椎間板が水分を含んで膨張しているため、椎間板が変形していると、周囲の知覚神経が刺激されるか、椎間板の膨らんだ部分が神経根に触れるかして、強い痛みを感じるのです。

これを防ぐため、洗顔をする時は、図39のように足幅を大きく広げて膝を曲げ、重心を下げるようにします。この間、ニュートラルポジションとインナーコルセットを保持しておきましょう。片足の踵《かかと》を浮かせておくとハムストリングスが弛緩《しかん》するので、骨盤の前傾がスムーズになって脊柱起立筋の緊張を緩和できます。第6章でも紹介した足台もお勧めです。片足の踵の下に10㎝くらいの厚さの台を置くと良いでしょう。

また、洗面台に散らばった水を拭《ふ》く際は、片手を台について上体の重さを台にかけるよ

図39　安全な日常動作①

〈洗顔〉

スタンスを広くとり、膝は曲げたままで固定。ニュートラルポジションとブレーシングを意識しながら顔を洗う。

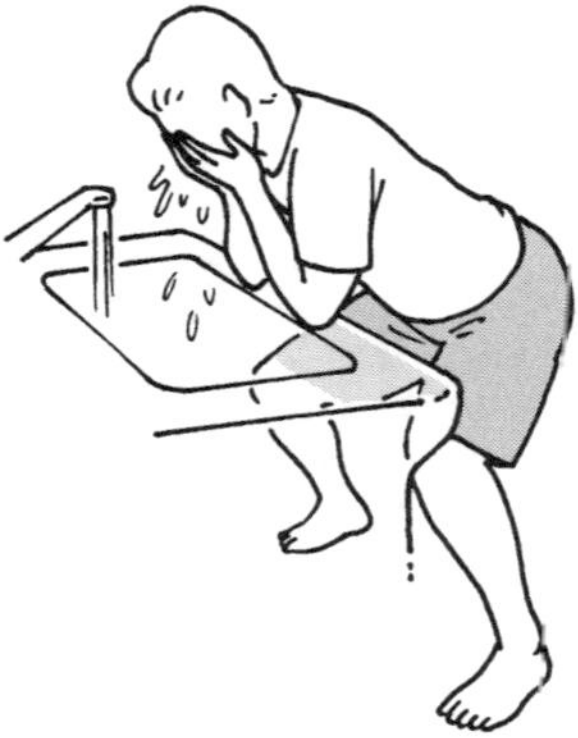

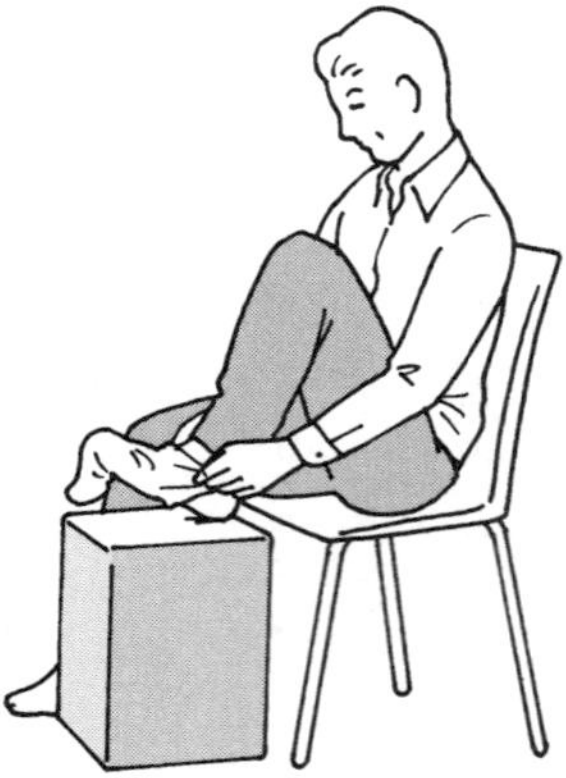

〈靴下・ズボンをはく〉

椅子の前に台を置き、背もたれに寄りかかりながらはく。脱ぐ時も同じ。

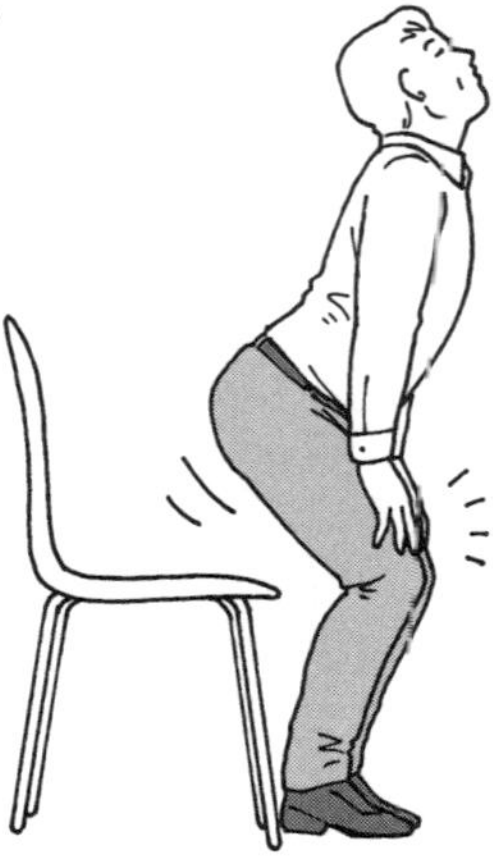

〈立ち上がる〉

両手をももの上に置く。目線を上方（天井など）に固定して、そのまま両手でももを押し下げながら真上に立ち上がるよう意識する。

うにすれば、腰への負担を大きく軽減できます。

2　靴下・ズボン・靴をはく

朝、靴下やズボンをはく時に足が引っかかってしまい、バランスを崩して片足立ちでふらふらしている人がいますが、これは腰に大きな負担を強いる危険な行為です。靴下やズボン、靴をはく時は椅子に座って、はかせる足を足台などにのせると良いでしょう。こうすることで尻を支点とした安定した体勢がつくられ、腰部への負荷の一部が椅子や足台にかかるようになるからです。

椅子などがない場合には、壁に尻を当てて寄りかかりながらはくと良いでしょう。

3　椅子から立ち上がる

椅子から立ち上がる時に、「よっこらしょっ！」と床に目線を向けながら背中を丸めている人が多いのですが、頭の重さと上半身の重さが、梃子《てこ》の原理で腰への大きなストレスとなってしまうため、良くありません。数十回程度ならばともかく、一生を通じて何万回にわたって行えば、確実に腰部の組織を蝕《むしば》んでいくことになります。

両手を両足のももの上に置いて目線を天井に向け、両手でももを下方に押しながら立ち上がるのが正しいやり方です。膝や腰が痛くて、椅子から立ち上がるのが苦手なお年寄りにも、「この立ち方だと痛みを感じない」と好評です。

4　地面や床に座っての作業（体育座り・あぐら）

基本的には地面や床に座って何か作業することはお勧めしません。大抵の人はハムストリングスが短縮しているため、地面や床に座ると骨盤が後傾して脊柱《せきちゅう》が大きく後彎《こうわん》してしまうからです。そのような作業をしなければならない時は、小さな箱（足台など）を用意してそこに座って作業をすることをお勧めします。ちなみに、小・中学生の「体育座り」も仙骨が後傾してしまうので、長時間この姿勢でいることは避け、5分間に1回、30秒くらい腰部を反らせて、脊柱起立筋で起きている血流低下を緩和することが大切です。

5　咳《せき》・くしゃみ

咳やくしゃみは無意識に突然出るものですが、上体を屈曲させるパワーは一瞬とはいえ凄《すご》いものです。腰痛症の人の場合、咳やくしゃみがギックリ腰のきっかけになることもあるので対策が必要です。

立っている時に咳やくしゃみが出そうになったら、肘《ひじ》を伸ばして壁に手をつくか、屈んで膝に両手をついて力を逃せば、上体の極端な屈曲を防げます。座っている時ならば、事前に天井を向いて上体の屈曲を抑制するか、机に両肘をついて上体の屈曲を回避すると良いでしょう。

6　布団に寝る・布団から起き上がる

腰痛を持つ人にとっては、ベッドや布団に寝るのも、起き上がるのもひと苦労です。

ベッドに寝る時は、一旦ベッドに座ってから体の側面をつけるようにして寝ます。その後、足を片方ずつ上げます。起き上がる時は、横向きになってから片方ずつ足を下ろします。その足の重みを利用しながら、下側になっている手でゆっくりと上体を起こします。

布団に寝る時は、まず片方の足を後ろに引き、前側の足のももに両手をついて上体のバランスをとりながら、後ろ側の足の膝をついて片膝立ちになります。そして、前側の足も引いて両膝立ちとなり、それから正座→横座りとなって、ゆっくりと横に倒れながら布団に寝ます。しゃがんで尻もちをつくようにして寝る人がいますが、はずみで腰に負担がかかるので良くありません。布団から起き上がる時は、「横向きになる→腹這《はらば》い→四つん這い→正座→膝立ち→片足を前に出す→前側の足のももに両手をついて立ち上がる」という

図40　安全な日常動作②

〈ベッドに横になる・起き上がる〉

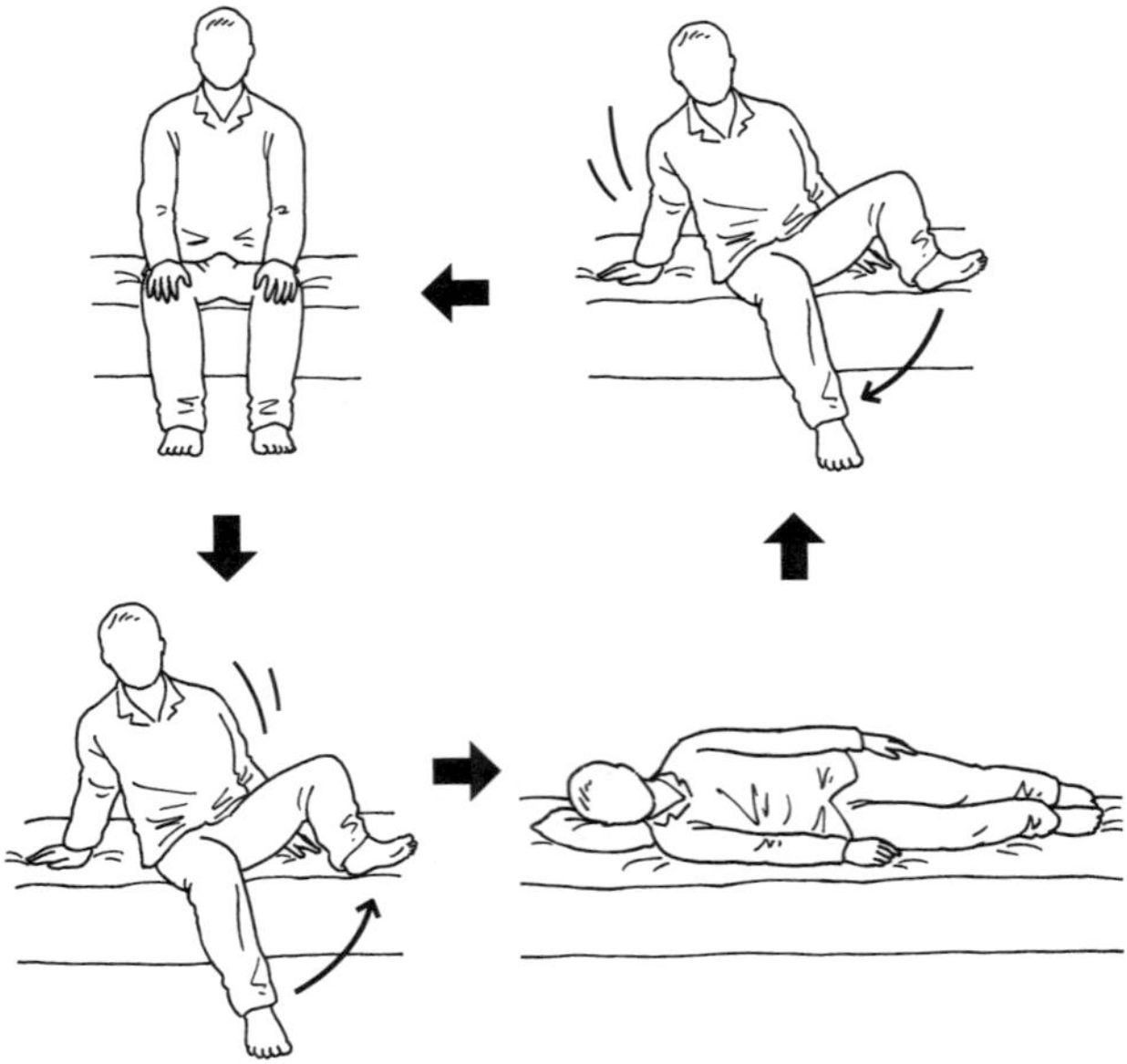

ベッドに横になる時は、一旦腰かけてから片足ずつベッドの上に上げて、ゆっくりと横になる。ベッドから起き上がる時は片足ずつ床に下ろし、下ろした足の重みを利用しながら下になっている手を使って起き上がる。

〈布団などに横になる・起き上がる〉

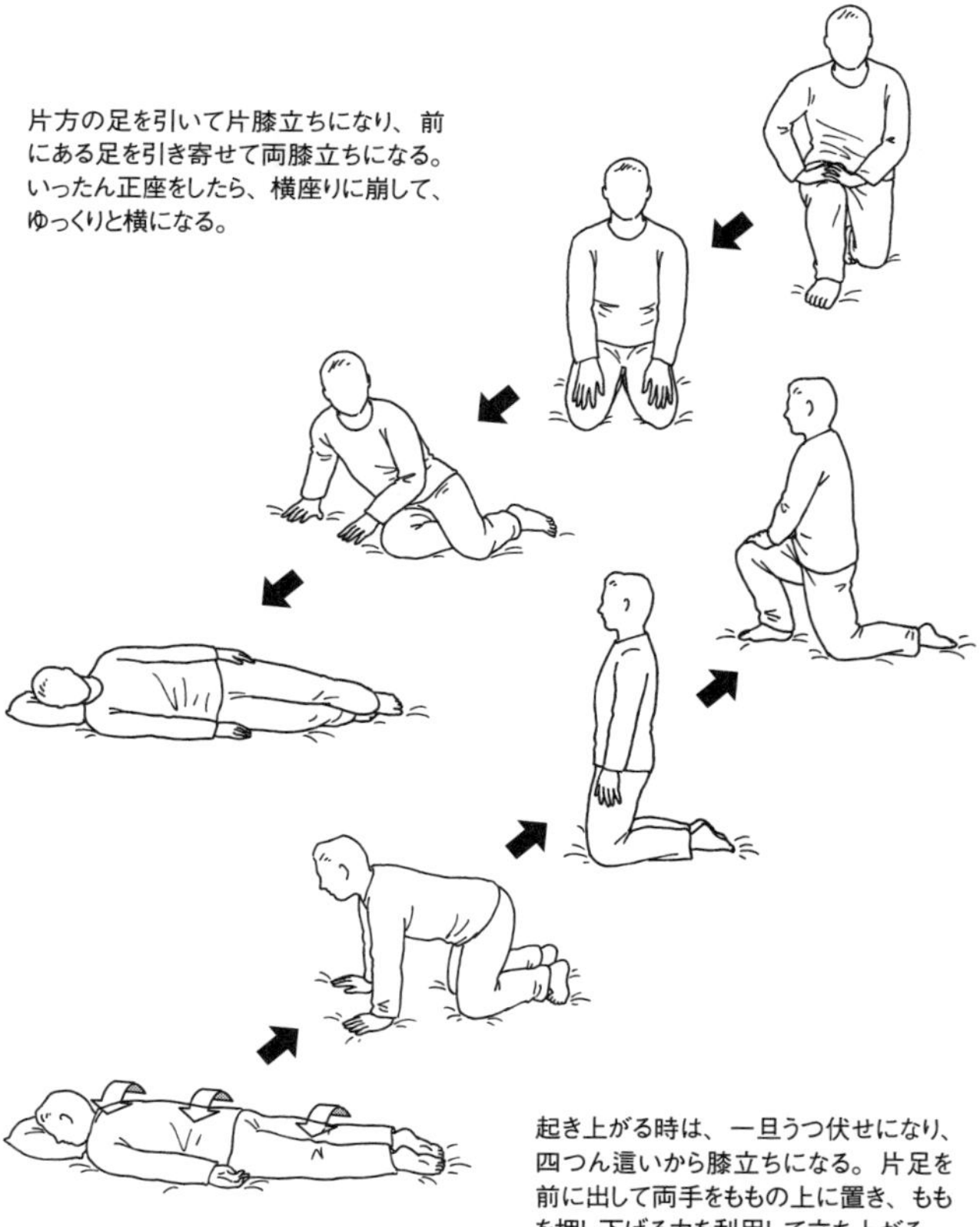

片方の足を引いて片膝立ちになり、前にある足を引き寄せて両膝立ちになる。いったん正座をしたら、横座りに崩して、ゆっくりと横になる。

起き上がる時は、一旦うつ伏せになり、四つん這いから膝立ちになる。片足を前に出して両手をももの上に置き、ももを押し下げる力を利用して立ち上がる。

順序で行います。

理想的な睡眠姿勢

「朝起きた時に腰が強張《こわば》っていて辛いんです。何か良い寝方はありませんか？」と尋ねられることが多くあります。

実は朝の腰の痛みの多くは、睡眠中に腰に何かが起きたというよりも、床に就くまでの姿勢が悪くて、溜《た》まっていた疲労が起床後に顕在化したケースなのです。

腰部の組織に炎症があったり、ヘルニアが神経根を圧迫したりしている場合は、睡眠中も痛みが出ることがあります。多くの腰痛症患者は膝を伸ばして仰向けで寝るのを嫌がりますが、これは腰椎を腹側に引っぱっている腸腰筋《ちょうようきん》が短縮していることにより、足を伸ばして腰が反ると痛みを感じるためです。対策としては、毛布を丸めたものを膝の下に入れて仰向けになれば腰椎がフラットになって痛みが出ません。

他にお勧めなのは横向きになって、上側の足の膝を曲げてクッションにのせて寝る方法です。足をクッションにのせるか、股にクッションを挟むかをすることによって、骨盤が体幹よりも余計に回転してしまうのを抑えます。これは坐骨《ざこつ》神経痛などの症状で困っている人にも、有効な対処法となります。

うつ伏せに寝るのを勧める医師もいますが、腰椎が過度に反ってしまい関節にストレスを与えるのと、胸郭が圧迫されて胸の拡張が阻害されてしまうので、私はあまり勧めません。また、睡眠中に肩が枕にのっていると頸《くび》の筋肉がこってしまうので、枕には頭部だけをのせるようにしましょう。

最後にベッドのマットレスですが、体重によって深く沈み込んでしまうようなマットレスだと、脊柱に望ましくない彎曲が生じてしまい、腰痛になる可能性があるので、硬めのマットレスをお勧めします。

付記・ギックリ腰になったら

正しい姿勢、正しい動作を心がけていても、何かのはずみでギックリ腰が起きてしまうこともないとは限りません。この章の最後に、ギックリ腰になってしまった場合の対処法について触れておきましょう。

前にも述べましたが、最近では、ギックリ腰の痛みは、屈んだ時に関節を保護している滑膜が関節に挟み込まれて生じるという説が有力になっています。もしギックリ腰になってしまったら、まずは、「48時間はアイシング（冷却療法）」です。横向きに寝て、市販のロックアイスを袋ごとタオルに包んで12〜15分間、感覚がなくなるまで直接患部に当てます。1時間以上間隔をあけてから再びアイシングを行います。これを3〜4回繰り返すと次第に痛みが和らいできますが、痛みと熱感が残っている間は、できるだけ同じ要領でアイシングを繰り返し行うようにしてください。ギックリ腰が起きた直後は、激しい痛みでほとんど身動きができなくなっているので、ひとまずアイシングして動けるようにすることが大切なのです。

氷によるアイシングは消炎鎮痛効果がとても高く、痛みの激しい急性期の症状だけでなく慢性的な症状にもたいへん効果があります。

一般的には「冷やす」ことが目的だと思われがちですが、実はアイシングをして30分以上経つと、冷やされて収縮していた血管が拡張して血流が増え、アイシングした部分の組織が深部から温まり始めるのです。野球のピッチャーが試合前に肩をアイシングするのも、その後のウォーミングアップで短時間のうちに血流を増やし、肩の深部を温めるためです。

つまり、適切なアイシングは鎮痛効果だけでなく温熱効果もあるということです。

同様に冷湿布も患部を冷やすものと思っている人が多いのですが、含まれている成分のせいで冷やっとする感じがするだけで、消炎鎮痛剤を皮膚から浸透させることが主目的です。ギックリ腰の場合の使い方としては、就寝中に患部に貼《は》っておくと良いでしょう。

よく温めることが体に良いと思われていますが、いつでも有効なわけではありません。ギックリ腰の急性期にホットパックなどで外部から温めると、パックを外した直後から拡張していた血管が収縮反応を起こし、患部の血流が低下してしまうのです。

ギックリ腰の急性期の症状に対してはアイシングを行い、痛みが落ち着いてきたら温熱療法をお勧めします。

補章　腰痛にならないためのゴルフ講座

ゴルフは安全なレクリエーションではない

最後の章では、腰痛症の人でも、あるいは腰痛症予備軍でも楽しみたいゴルフについて述べます。ゴルフにおける脊柱《せきちゅう》や腰の働きをきちんと理解することがゴルファーを腰痛不安から救い、さらに飛距離のアップやスコアの改善にもつながり、一石二鳥です。

ゴルフや野球のスウィングは、片側にばかり身体を回転させるので、骨格筋と神経系がアンバランスに発達し、骨格が歪《ゆが》んで腰痛になるリスクが高いと言えます。私の患者にもゴルフに全てを捧げている人が多くいますが、大抵の人が膝《ひざ》か腰の痛みを抱えながら、騙《だま》し騙しゴルフを続けています。慢性的な腰痛のために、大好きだったゴルフをやめてしまった人も少なくありません。

実際、ゴルフを長年続けてきた人の姿勢を分析すると、スウィングで傷めた部位が原因となっている不良姿勢がよく見られます。身体に痛みや機能が低下した部位があると、身体が自然とその部位をかばい、違う部位に異常な負担がかかったり不自然な姿勢になったりします。

よく「怪我してからフォームが崩れちゃって、昔のフォームに戻れないんだよ」と嘆くゴルファーがいますが、これはスキルの問題ではなく、痛みが出ないようなフォームに変化していることに気がついていないのです。

ゴルフは全速力で走ることや人と接触するようなプレーがないので、身体を鍛えていない高齢者や女性にもできる「安全なレクリエーションである」と誤った認識を持たれているようです。しかし、スウィング中の体幹の回転エネルギーは、野球のピッチャーが全力で投球するのと同じくらい大きく、脊柱の筋肉や靭帯《じんたい》、椎間板《ついかんばん》を損傷させるのに十分すぎるほどの負荷なのです（特に捻《ひね》る動きに弱い椎間板の線維を損傷するケースが多く見られます）。

ほとんどのアマチュアゴルファーは、この爆発的な負荷に耐えられるだけの基礎体力やコーディネーション能力（効率良く身体を動かすために各部位の働きを調整する力）を有していないので、簡単に頸《くび》や腰を傷めてしまうのです。また多くの指導者が、姿勢分析や関節可動域の測定、体幹の安定性テストなど、各人の身体的特徴と基礎体力をきちんと把握しないまま、スキル向上のための練習ばかりさせるので、アマチュアゴルファーの故障を誘発することもあります。

アマチュアゴルファーたちは、ゴルフ雑誌に掲載されているプロゴルファーのスウィングの「形」を真似ようとしますが、プロのパワフルなスウィングは、日頃の体力づくりとコンディショニングによって支えられているのです。普段何も身体のメンテナンスをしていない人が、プロのようなヘッドスピードを出そうと無理に頑張っても、脊椎《せきつい》に付着している筋肉と靭帯が耐え切れずに腰部を損傷してしまうだけなのです。

痛みなくゴルフを楽しみたいのであれば、まず自分の姿勢の特徴を把握し、フルスウィングに耐えられる基礎体力を身につけるべきでしょう。そうすれば、コースに出た翌日に身体が痛むこともなくなり、長くゴルフを楽しむことができます。

日常の姿勢がアドレスに影響する

下半身と腰の回転によって生じた力や、後方の足（後足）が地面に加えた力によって生じた床反力（足が地面を押す力に対して、地面が足を押し返す力）を、ロスすることなくクラブヘッドに伝達するのに役立つのも、ニュートラルポジションです。ニュートラルポジションが崩れると、下半身で発生した回転トルクがうまく上半身に伝わらず、結果的に腕の力だけで打つ手打ちになってしまうのです。

他のスポーツと同様、ゴルフのアドレスフォームも日常の姿勢をそのまま反映するので、クラブを握った時だけ姿勢を正そうと思ってもダメです。普段からニュートラルポジションを意識しながら生活することが大切です。

理想的な体幹の前傾角度とは

多くのゴルファーは強くボールを打つためには、体幹を深く前傾させてつま先に荷重した方が良いと思っているようですが、この考え方は適切ではありません。体幹の前傾が増すほど脊柱起立筋の緊張が高まって、体幹の回転が制限されるからです。この状態で無理に体幹を捻《ね》じろうとすれば、脊柱起立筋を傷めてしまうことになります。さらに体幹が前傾するほど大腿《だいたい》四頭筋が緊張するので、スムーズな膝の動きもできなくなってしまうのです。

アメリカンフットボールや相撲のように、前へ押す力が求められる競技なら良いのですが、ゴルフのように身体の横方向への力が必要な競技では、過度な前傾姿勢は力を前方へ逃がしてしまうことになり、非効率的です。ハンマー投げの選手が、回転中に体幹を深く前傾させないのは、上体を起こしている方が回転運動を効率よく行えるからです。

一般的にはあまり知られていませんが、ゴルフの場合、体幹の前傾角度ばかりでなく、骨盤の傾斜具合をコントロールすることがたいへん重要なのです。ほとんどのゴルファーは、体幹の前傾具合に比べて骨盤の前傾が強すぎます。体幹を深く前傾させても、尻（肛《こう》門《もん》）を締めて骨盤の前傾具合を弱めれば、脊柱起立筋の腰部が弛緩《しかん》するため、腰への負担を軽減できるのです。

特にアイアンやパターのように短いクラブを使う時は、少し骨盤を後傾気味にして少し踵《かかと》に重心をかけることをお勧めします。

アドレス時の骨盤の傾斜角が適切かどうかをチェックするには、第2章68ページのコラムで説明した要領で、脊柱起立筋の盛り上がり方を指で確かめれば分かります。骨盤の傾斜角が適切であれば脊柱起立筋の盛り上がり方は少なく、反対に骨盤が前傾しすぎていれば大きく盛り上がります。

図41　ゴルフの理想的なアドレス姿勢

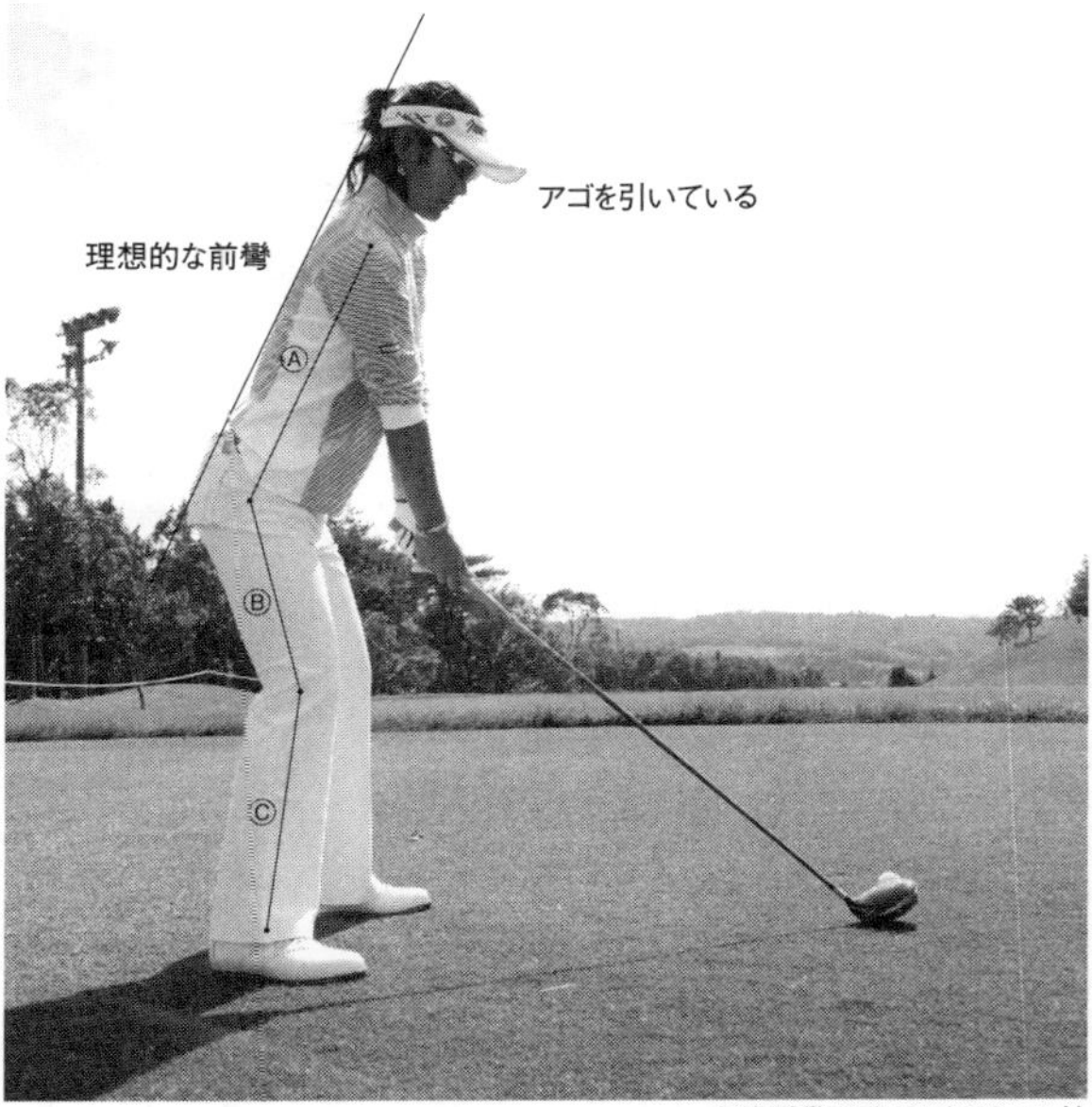

写真提供／ゴルフダイジェスト社

写真は藤田幸希（ふじた さいき）プロのアドレス姿勢。後頭部、胸椎、仙骨を結ぶ線が一直線で、隙間の厚みはほぼ手のひら１枚分と、理想的。また、ラインⒶ、Ⓑ、Ⓒがストレートな3辺構成になっている。これは下半身の回転トルクを無駄なく上半身に伝える大切なポイント。

舌を使って頸の障害を予防する

ゴルフは腰部だけでなく頸部《けいぶ》にも大きな負担をかけます。ヘッドアップを避けようとインパクトの後も頭を残そうとするため、頸と胴体の連結部（第7頸椎と第1胸椎）に強い捻じれが生じるからです。

頸椎を保護するには、唾《つば》をゴクッと飲み込む時のように、舌を上アゴに押しつけて軽くうなずくようにしてください。こうすれば、頸の後ろ側にある頸長筋と頭長筋が働いて、頸椎をしっかり安定させるため、スウィング中の頭のぶれも抑制できるのです。誰かに手のひらで額を押してもらい、口を少し開けて舌を遊ばせた時と、口を閉じて舌を押しつけた時の頭部の安定性を比較すれば、その違いがすぐに分かるはずです。

また、アドレス時にボールを良く見ようとするあまり、頭部が前に垂れてしまう人が多いのですが、これは脊柱を彎曲《わんきょく》させて、頸への負担が増すうえに、スウィングのパワーを減退させる原因ともなります。後頭部―胸椎―仙骨の3点が一直線上にあってこそ脊柱の回転力が最高になるのであって、頭を垂らしたり背中を丸めすぎると、安定性と回転力が著しく低下してしまうのです。

理想的なアドレスとスウィングを確立するためには、誰かに脊柱に沿って棒を当ててもらい、棒が後頭部、胸椎、仙骨に接触しているかを確認した後に、スウィング中も棒に接した状態を保つようにすることをお勧めします。「頭部を後ろに引くとボールが見えにくい」と言う人もいますが、アゴを引いて軽くうなずけば、うわ目でボールをとらえることができます。タイガー・ウッズや石川遼のアドレスを見れば、二重アゴができるくらいにアゴを引いているのが分かるはずです。

呼吸とスウィングスピードの関係

人間の動作の速度は、呼吸のコントロールによって大きな差が出ます。呼吸と動作のタイミングが合えば、自分が持っている運動能力をフルに引き出せますし、タイミングを間違えれば能力の半分くらいしか発揮できません。一流のアスリートは呼吸のコントロールに長《た》けていて、0コンマ何秒というタイミングで動作に合わせた呼気や吸気ができるのです。

どのような動作の時に、どのように息を吸って息を吐くべきなのか、これには1つの原則があります。

一瞬に息を強く吸ったり強く吐いたりすると、動作のスピードが増し、ゆっくりと呼吸するほど動作のスピードが遅くなります。例えば、太極拳はゆっくりと息を吐くので、動作も同じように緩やかになります。ボクシングのように素早い動作が必要とされるスポーツでは、「シッ」と口から強く短く吐けば、自ずとパンチのスピードが増します。

話をゴルフに戻しますが、バックスウィングの開始時に鼻から息を吸い始めて下腹部を引き込むブレーシングを行えば、腹腔《ふくくう》の内圧が上昇して上体のブレがなくなり、腰椎の安定性も増します。トップからクラブを振り下ろす動作は、鼻で「フンッ!」ときばるように息を吐く(吐く時間は1秒以下)と、クラブヘッドのスピードが上昇してスウィングのパワーが大きくなるのです。

息を止めたままフィニッシュすると腹圧が高いままなので、体幹の回転に制限が生じてしまいます。この呼吸法をマスターすれば、間違いなくスウィングの瞬発力が増して、飛距離は飛躍的にアップするでしょう。

これまで多くのゴルフクラブのメーカーは、「飛距離が増す！」「球がまっすぐ飛ぶ」など、ユーザーの関心を引くような巧みなメッセージを打ち出してきましたが、プレイヤーの身体の安全性については、ほとんど研究してきませんでした。飛距離を5ヤード伸ばそうと思うなら、何万円も使って新しいクラブを購入するよりも、骨盤の傾斜角を意識しながら呼吸方法をマスターした方が、ずっと大きな効果が表れるでしょう。

後足を使えないと腰を傷める

私はゴルファーのスウィングを見る機会がある時は、後足の動きをじっと観察するようにしています。

アマチュアでも上級ゴルファーの後足の母指球（足裏の親指のつけ根にあるふくらんだ部分）は、スウィング中にたばこを揉《も》み消すような動きをしていて、フィニッシュ時にはつま先が左正面を向いています。こういう人たちは後足の大殿筋を使って地面に力を加え、地面からの床反力を利用しています。また、後足の膝の角度がアドレスからフィニッシュまで変化しないため、骨盤の水平回転が保たれて、骨盤が過度に傾くのを防ぐことができます。

一方、女性ゴルファーや飛距離の出ない男性ゴルファーは、後足の母指球による揉み消し動作がなく、フィニッシュ時もつま先の向きがほとんど変わっていません。この人たちは後足の内ももにある内転筋群を使って地面に力を加えているのです。つま先の向きが変わっていないということは、スウィング中に股関節と骨盤が回転していない証拠です。

なかにはスウィングの半ばで、後足がつま先立ちになっていたり、靴の甲側が地面についていたりするゴルファーもいますが、こうなると後足のサポートがなくなるため、骨盤が傾き、フィニッシュで上体が極端なCの字状態になっています。これでは、片側の脊柱起立筋に偏った負荷がかかり、腰を痛めてしまうでしょう。

地上で暮らす全ての動物は、地面からの床反力によって推進力を得ているわけで、スウィングの途中で足底（特に母指球）が離れてしまったら、いくら頑張っても骨盤と上体を最後まで回転させることができないのです。「私も宮里藍選手くらい体が柔らかくて、あんなに上体が回ったらいいのになぁ」と呟《つぶや》く人が多いのですが、人間の脊柱の構造は皆同じで、90度程度の回転しかできません（90度の内訳は、頸椎45〜50度、胸椎35度、腰椎はわずか5度)。女子プロたちの脊柱も特別な構造をしているわけではなく、後足の揉み消し動作があってこそ、あれだけの体幹の回転運動が可能になっているのです。

ボクシングのストレートをマスターすると良い

ゴルファーたちに「スウィングの回転トルクは、おもにどの部位で発生していると思いますか?」と尋ねても、正解が返ってくることは滅多にありません。これは、スウィングのメカニズムを理解していないに等しく、実に勿体《もったい》ないことです。

ゴルフや野球、ボクシングをはじめとする体幹の回転運動は、後足の伸展力と内側に捻じる力のミックスによって生じる大きな回転力がメインとなっています。もう少し詳しく説明すると、後足の大殿筋と内転筋群によって発生した力が母指球を介して地面に伝わり、地面からの床反力が母指球→下肢《かし》→脊柱→上肢にフィードバックされるのです。

このことを身体で理解する良い方法があります。壁を左にして(左打ちの人は右側)立ち、アドレスと同じスタンスをとり、右の手のひら(左打ちの人は左の手のひら)を壁に当てて一定の力で壁を押し続けます。この時、後足の母指球でしっかりと地面をとらえ、右足の膝を伸ばして右の尻（左打ちの人は左の尻）に力を入れて肛門を締め、インナーコルセットを働かせていないと、上体がぶれてしまうのが分かるはずです。

ボクシングはゴルフと全く違うスポーツですが、実は下半身の回転と上半身の運び方はほぼ同じなのです。実際、ゴルファーにストレートパンチの打ち方を教えてから、クラブを持たせると後足を有効に使えるようになるのです。ぜひ、後足の尻と母指球を意識しながら、スウィングの練習をしてみてください。

体幹の回転可動域を大きくするための魔法のストレッチ

このストレッチは、眼球を動かすだけで体幹の回転可動域を、大幅に拡大してくれる魔法のようなストレッチです。これまで多くのゴルファーに勧めてきましたが、皆さん習慣にしているそうです。

まず、上体を左右に回転させ、回転可動域の小さい方を見つけます。次に図42にあるように、親指の先端を目で追いながら、その方向に体幹をできる限り捻じります。「これ以上振り向けない」というところで、親指の向こうに見える景色を覚えておきましょう。

図42　ゴルファーのための魔法のストレッチ

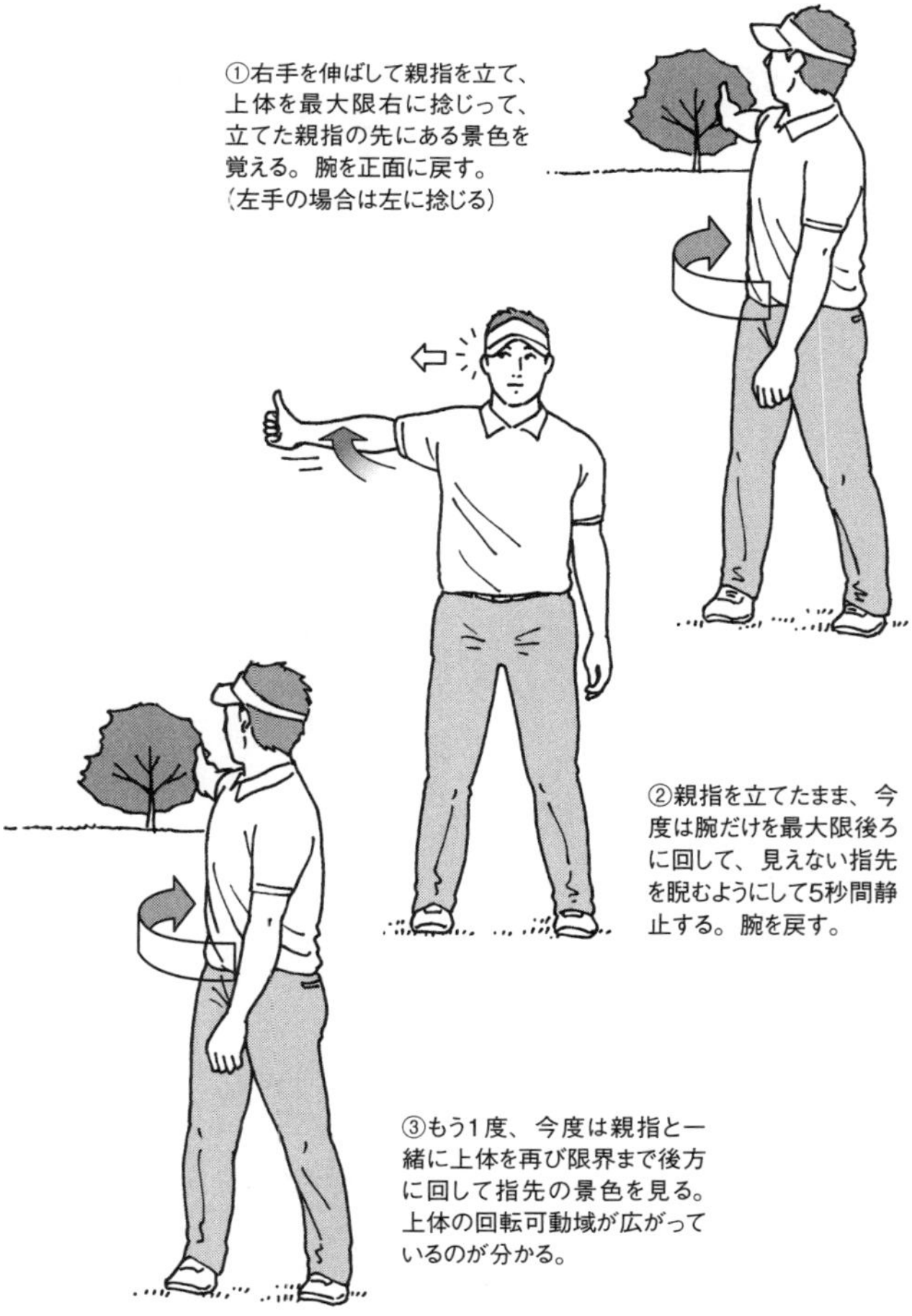
①右手を伸ばして親指を立て、上体を最大限右に捻じって、立てた親指の先にある景色を覚える。腕を正面に戻す。（左手の場合は左に捻じる）
②親指を立てたまま、今度は腕だけを最大限後ろに回して、見えない指先を睨むようにして5秒間静止する。腕を戻す。
③もう1度、今度は親指と一緒に上体を再び限界まで後方に回して指先の景色を見る。上体の回転可動域が広がっているのが分かる。

次に、体幹と頭部は正面を向いたまま、親指を立てた腕を可能な限り後ろに回し、体幹と頭部を動かさずに、見えない親指を横目で睨《にら》むようにして5秒間そのままでいます（親指は見えません）。

最後に、もう一度最初と同じように、親指と一緒に上半身を後方に回転させてみると、最初の時よりもずっと体幹の回転可動域が拡大されているのが実感できるでしょう。

このストレッチのコツを覚えたら、アドレスの時の約2秒間、目線だけを後方に送れば同様の効果が得られます。

おわりに

この10年間、毎日腰痛症患者と接してきて、患部の治療だけでは根本的な解決にならず、日常的な姿勢や動作を矯正しなければならないことを痛感しています。また、「腰痛は自分でマネージメントするものだ」という自覚を患者に持ってもらうことが腰痛改善の近道だと、強く感じてもいます。

ある時、幼い時から大学までサッカーをやっていたという22歳の青年が、腰をくの字に曲げて、私のクリニックにやってきました。動作の全てが緩慢で、狭いマンションの一室だというのに、玄関に入ってから着替え終わるまでに15分間を要しました。4年間、激しい腰痛に苛《さいな》まれているということでした。

問診と原因を探り出すためのテストの結果、サッカーをしていた頃に、一方の足で何千回とボールを蹴《け》っていたため、股関節《こかんせつ》が偏って開き、体幹に対して骨盤が左側にスライドしているのが判明しました。サッカーの特異な動作パターンの繰り返しが骨格の配列を崩し、背腰部の筋肉の緊張と長さに偏りが出ていたのです。そこで、股関節周辺の筋肉を緩めて骨盤を中心に戻し、腰部の深部にあったトリガーポイントの除去を行いました。しかし、彼は痛みを訴え続けました。

私はこの段階で、彼が過去のトラウマによって自分の行動に制限《リミッター》をかけていると推測しました。そこで、K-1の大ファンだと話す彼に、こう言ってみたのです。

「僕はPRIDEやK-1ファイターを指導していたから、ローキックのコツを教えてあげるよ。長年サッカーやっていたんだから、ヤバイ蹴り持ってるんだろうなぁ」

そしてキックミットを自分の太ももにあてがい、相手にダメージを与える蹴り方を彼に指導しました。彼は、初めは「なんでこんなことをやらせるのだろう」という表情でおっかなびっくりでしたが、段々と乗り気になってきました。

「おお！　やっぱり重たい蹴りだ！」

と気分を乗せ、最後にキックミットなしで私の太ももを直《じか》に強く蹴るように指示しました。

いきました。

「足をぶった切るつもりで蹴ってこいよ！」
彼は遠慮なく、渾身《こんしん》の力を込めて何度も何度も私の太ももを蹴り続け、汗だくになって

「いいんですか!?」

「ストップ！　君は今、自分が何をやっているかわかる？」

「は？　思い切り足を蹴っていました」

「本当に腰が悪かったらこんなことできると思う？　こんなに激しい動作ができるのなら、大抵のことはできるはずだよね？　君が思っているほど、腰は悪くないかもしれないよ」

しばらくの間、沈黙が続きました。

「そうですよね……。うん、教わったことをやってみます」

少し晴れやかな表情になって、帰りはスムーズに着替えて帰って行きました。

そして半年後、その青年から、「おかげさまですっかり自信を取り戻しました。近所の草サッカー程度ですが、週に2日やっても問題ありません。本当にありがとうございました」というメールが届いたのです。心が萎縮《いしゅく》していた彼でしたが、「自分は思っていたほ

ど、症状が悪いわけではない」と自信を取り戻し、気持ちのリミッターを外した結果、腰痛も解消したのです。

100人の腰痛症患者がいたら、100通りのストーリーがあります。一番大事なことは、相手の痛みを認め、受け入れる姿勢を明確に示し、その患者1人1人が出す異なる周波数をできるかぎり早くキャッチすることです。このように患者と感情をぶつけ合うことによって、私は患者との強固な信頼関係を築いてきました。

たとえ2か月に1度しかセッションに来られなくても、自分で腰痛をマネージメントしようと努力する人は、週に1度通ってきても何も自分から工夫しようとしない人よりも、症状が根本的に改善するまでの期間が短くて済みます。このことを悟った時から、「腰痛症患者や予備軍の人たちを、予防医学的な教育で助けたい」と思うようになりました。

日本の小・中学校の保健体育のカリキュラムに、正しい姿勢のとり方、ニュートラルポジションやインナーコルセットなどについての知識や技術の習得を組み込み、それを日常生活に活かしてもらえれば、受験勉強によって頸《くび》や腰に「爆弾」を抱えてしまう子供も、慢性の腰痛や肩こりに苦しむ大人もいなくなるかもしれません。

これまでバイオメカニクス（生体力学）やキネシオロジー（矯正運動療法）を学んできて、腰痛改善のために推奨されている姿勢や作業フォームと、茶道や武道などの美しい所作が酷似していることに気づきました。海外から新しいノウハウを取り入れるのも大切ですが、茶道や武道の所作や作法を普及させることも、頸のこりや腰痛の改善に大きな効果を上げるのではないかと思うのです。心肺蘇生《そせい》法（ＣＰＲ）を普及させるための教育が北欧から広まったように、腰痛症改善プログラムを日本から世界に向けて発信していくことが私の大きな目標であり、その目標が今の私の原動力となっています。

最後に、本書を執筆する機会を与えてくださったｋｉｋｉ ｉｎｃの川崎あゆみさん、小学館の矢野文子さん、そして、本書が完成するまで忍耐強く支えてくださった集英社の小林薫さん、校正担当の創美社の寺岡雅子さんには、心より感謝を表します。

２０１０年７月

伊藤和磨

参考文献

菊地臣一『腰痛』医学書院　二〇〇三年
クレイグ・リーベンソン原編、菊地臣一監訳『脊椎のリハビリテーション』産学社エンタプライズ出版部　二〇〇八年
佐藤友紀『パリス・アプローチ　腰、骨盤編—評価と適応—』文光堂　二〇〇九年
トーマス・W・マイヤース著、松下松雄訳『アナトミー・トレイン』医学書院　二〇〇九年

伊藤和磨（いとう　かずま）

一九七六年東京生まれ。腰痛症の改善を主としたパーソナルトレーナー。キネシオロジスト。プロサッカー選手としてヴェルディ川崎、ブラジル・パルメイラス、JEF市原に所属。腰痛のため引退。二〇〇二年「Maro's《マロッズ》」開業。日常姿勢や動作パターンから腰痛の本質的な原因を追究し、毎年一三〇〇回を超えるセッションを実施。著書『痛みと歪みを治す健康ストレッチ』（池田書店）、『凛とした女になる姿勢セラピー』（小学館）ほか。

腰痛《ようつう》はアタマで治《なお》す

二〇一〇年八月二二日　第一刷発行

集英社新書〇五五三I

著者……伊藤和磨《いとうかずま》

発行者……館　孝太郎

発行所……株式会社集英社

東京都千代田区一ツ橋二-五-一〇　郵便番号一〇一-八〇五〇

電話　〇三-三二三〇-六三九一（編集部）
〇三-三二三〇-六三九三（販売部）
〇三-三二三〇-六〇八〇（読者係）

装幀……原　研哉

印刷所……大日本印刷株式会社　凸版印刷株式会社

製本所……加藤製本株式会社

定価はカバーに表示してあります。

ISBN 978-4-08-720553-4 C0247

Printed in Japan

モードとエロスと資本
中野香織　0543-B
時代の映し鏡であるモード、ファッションを通して、劇的な変化を遂げる社会をリアルにつかむ一冊。

現代アートを買おう！
宮津大輔　0544-F
サラリーマンでありながら日本を代表するコレクターのひとりである著者が語る、現代アートの買い方とは。

肺が危ない！
生島壮一郎　0545-I
COPDを始めとする、喫煙の知られざる怖さとは？　呼吸の仕組みや肺の働きも詳しく解説。

ウツになりたいという病
植木理恵　0546-I
臨床の場で急増する新しいウツ症状。投薬といった従来の治療が効かない症状の実態を分析。処方箋を示す。

不幸になる生き方
勝間和代　0547-C
不幸になる生き方のパターンを知り、それを回避せよ。幸せを呼び込む習慣の実践を説く、幸福の技術指南書。

小説家という職業
森　博嗣　0548-F
小説を書き、創作をビジネスとして成立させるには何が必要なのか？　人気作家が実体験を通して論じる。

生きるチカラ
植島啓司　0549-C
生きるのに正しいも間違いもない―。世界の聖地を調査してきた宗教人類学者が説く、幸せに生きる方法。

カンバッジが語るアメリカ大統領〈ヴィジュアル版〉
志野靖史　019-V
アメリカの政治や社会を映し出す〝小さな証言者〟であるカンバッジ。歴史や権力の変遷を実感できる一冊。

子どものケータイ―危険な解放区
下田博次　0551-B
いつでも誰とでも繋がれるケータイの利便性が、少年犯罪をより深刻化させている。解決策を緊急提言。

二酸化炭素温暖化説の崩壊
広瀬　隆　0552-A
二〇〇九年、二酸化炭素温暖化説の論拠となっていたデータの捏造が発覚した。真の原因を科学的に考察。